Olfa ZOUKAR

Rutura uterina - 60 casos

Olfa ZOUKAR

Rutura uterina - 60 casos

Experiência do Centro de Maternidade de Monastir, Tunísia

ScienciaScripts

Imprint
Any brand names and product names mentioned in this book are subject to trademark, brand or patent protection and are trademarks or registered trademarks of their respective holders. The use of brand names, product names, common names, trade names, product descriptions etc. even without a particular marking in this work is in no way to be construed to mean that such names may be regarded as unrestricted in respect of trademark and brand protection legislation and could thus be used by anyone.

Cover image: www.ingimage.com

This book is a translation from the original published under ISBN 978-620-3-45334-8.

Publisher:
Sciencia Scripts
is a trademark of
Dodo Books Indian Ocean Ltd. and OmniScriptum S.R.L publishing group

120 High Road, East Finchley, London, N2 9ED, United Kingdom
Str. Armeneasca 28/1, office 1, Chisinau MD-2012, Republic of Moldova, Europe
Printed at: see last page
ISBN: 978-620-7-30115-7

Conteúdo

1 Introdução

A rotura uterina é uma emergência obstétrica definida como uma rotura não cirúrgica da parede uterina durante a gravidez ou o parto [1].

Deve ser feita uma distinção entre a rutura uterina completa, que se caracteriza pela lesão de toda a parede uterina (endométrio, miométrio e serosa), e a rutura incompleta ou parcial, que é definida como a deiscência do endométrio e do miométrio sem lesão da serosa uterina.

Embora a rotura uterina se tenha tornado excecional nos países desenvolvidos, com uma prevalência de 0,5/10.000 a 7,9/10.000 nascimentos [2], continua a ser uma prerrogativa dos países sub-medicalizados. A sua frequência depende da qualidade da vigilância da gravidez e da gestão do parto e, por conseguinte, dos recursos humanos e materiais e das infra-estruturas disponíveis.

A inflação nas taxas de cesariana nos últimos 20 anos e o uso de testes uterinos contribuíram para um aumento no risco de rutura uterina [3]. Acredita-se que outros fatores de risco estejam envolvidos, tais como indução do parto, uso de prostaglandinas, idade materna avançada, termo prolongado da gravidez, presença de cicatriz de miomectomia e intervalo intergenital curto [3].

A rutura uterina num útero saudável é um evento muito menos frequente. A sua prevalência está estimada entre 1/17.000 e 1/20.000 partos, e o seu prognóstico materno e fatal é mais desfavorável [4].

A rotura uterina é uma complicação obstétrica terrível, com uma elevada taxa de mortalidade materna e fatal, especialmente no caso de um útero saudável, devido a um possível atraso no diagnóstico e a um tratamento inadequado [5]. É uma emergência médica, cirúrgica e obstétrica típica. O seu prognóstico depende muito da rapidez e da qualidade do tratamento. A frequência da rutura uterina é, por conseguinte, um bom indicador do grau de medicalização de um país.

No nosso país, a rotura uterina continua a ser uma complicação relativamente frequente, contribuindo de forma importante para a mortalidade materna através da hemorragia associada. A hemorragia continua a ser a principal causa de morte materna, apesar dos esforços de prevenção, nomeadamente através do Programa Nacional Perinatal (PNP) [6].

Foram emitidas directivas para as maternidades de primeiro grau, limitando o nível de cuidados e, a fortiori, a frequência das complicações obstétricas. No entanto, esta atitude traduziu-se num aumento da carga de trabalho das maternidades universitárias e numa insuficiência de recursos humanos e materiais.

Para além disso, a taxa de cesarianas está em constante aumento, atingindo 26,7% em 2011 [7], o que levanta questões sobre o risco associado de rotura uterina. Tudo isto justifica o nosso interesse por esta patologia.

Por conseguinte, estabelecemos os seguintes objectivos:

-Determinar o perfil epidemiológico das pacientes com rutura uterina.

-Descrever os métodos de tratamento e o prognóstico materno e fatal da rutura uterina.

2 Doentes e métodos

1. Tipo e localização do estudo

Trata-se de um estudo transversal, descritivo e analítico, retrospetivo, de centro único, realizado no serviço de ginecologia obstétrica do centro de maternidade e neonatologia de Monastir (CMNM) durante um período de 5 anos, de 01/01/2017 a 31/12/2021.

2. População do estudo

2.1. Critérios de inclusão

Todos os casos de rutura uterina (completa ou incompleta) em úteros saudáveis e cicatrizados em mulheres grávidas de qualquer termo no serviço de ginecologia obstétrica do CMNM durante o período do estudo.

2.2. Critérios de não-inclusão

- Todos os casos de afinamento considerável de uma cicatriz uterina durante uma cesariana operatória ou revisão uterina após um parto vaginal
- Lacerações limitadas ao colo uterino, perfurações uterinas durante o aborto e placenta acreta.

2.3. Critérios de exclusão

- Pacientes com registos incompletos ou inutilizáveis.

3. Recolha de dados

Os dados foram recolhidos retrospetivamente dos processos clínicos e dos livros de registo operatório dos doentes. Para cada doente, elaborámos um formulário de recolha de dados (**Anexo 1**) concebido para efeitos deste estudo.

Esta ficha contém os seguintes elementos:

3.1. Dados clínicos

Os principais dados clínicos são

- **Dados epidemiológicos** (idade, origem, estado civil, antecedentes médicos e cirúrgicos).
- **Antecedentes obstétricos** (gravidez, paridade, aborto, interrupção voluntária da gravidez (IVP), número de cesarianas, indicações e condições de quaisquer cesarianas anteriores).
- **Antecedentes ginecológicos** (procedimentos endo-uterinos: aspiração-curetagem, revisão uterina).
- **Dados relacionados com a gravidez** (acompanhamento da gravidez, número de ANC, rastreio do DMG, qualidade da pelve obstétrica, dados de ultra-sons dos 1^{ier}, $2^{\text{·-th}}$ e $3^{i\text{-me}}$ trimestres)
- **Exame clínico** (circunstâncias da descoberta, idade gestacional, intervalo intergénito, momento da descoberta, pontuação de Bishop, evolução do trabalho de parto, investigação das lesões: tipo e idade da RU, modo de parto).

3.2. Métodos terapêuticos utilizados

- Elementos de reanimação (estado hemodinâmico, transfusão com número de concentrados de glóbulos vermelhos e unidades de plasma fresco congelado, resultados biológicos)
- Tratamento conservador
- Tratamento radical (histerectomia total ou subtotal).
- Abstenção terapêutica

3.3. Elementos de prognóstico

- Prognóstico materno (mortalidade materna, complicações intra-operatórias, complicações pós-operatórias)
- Prognóstico fatal (peso fatal e índice de APGAR ao nascimento, transferência para o serviço de neonatologia, morte neonatal precoce)

Para avaliar o prognóstico a médio prazo, as pacientes incluídas foram contactadas por telefone pelo menos 6 meses após o parto. A taxa de resposta foi de 80%. Foi elaborado um questionário com 12 perguntas (**Anexo 2**).

4. Análise estatística

Toda a introdução de dados e a análise estatística foram efectuadas utilizando o Microsoft Office Excel 2019 e o IBMSPSS.

4.1. Estudo descritivo

Calculámos os números e as frequências (percentagens) utilizados para descrever as variáveis categóricas.

Para as variáveis quantitativas, a distribuição dos dados foi estudada através dos coeficientes de assimetria e curtose e de testes de normalidade. Estas variáveis foram descritas por médias e desvios-padrão, no caso de uma distribuição normal, e por medianas e quartis, no caso contrário.

4.2. Estudo analítico

Para analisar a associação entre duas variáveis qualitativas, utilizámos o teste de Pearson χ^2 para comparar duas frequências se as condições de aplicação se verificassem, e o teste de Fischer se não se verificassem.

Para a análise da associação entre duas variáveis quantitativas, utilizámos o teste *STUDENT* para a comparação de duas médias e o teste *ANOVA para a* comparação de várias médias no caso de uma distribuição normal, e respetivamente os testes não paramétricos *MANN WITNEY* e Kruskal Wallis no caso contrário. Utilizámos o nível de significância de $p < 5\%$.

5. Pesquisa bibliográfica

A pesquisa bibliográfica foi efectuada através da consulta de bases de dados bibliográficas informatizadas (pubmed, cochrane library, google scholar, science direct) e de cursos de pós-graduação, utilizando as seguintes palavras-chave: uterine rupture, scarred uterus, non-scarred uterus, dehiscence, prognosis.

6. Considerações éticas e conflitos de interesses

Este estudo foi realizado em conformidade com as normas éticas em matéria de investigação, ou seja, o anonimato e a confidencialidade dos dados, e não apresenta qualquer conflito de interesses.

1. Estudo descritivo

1.1. Fluxograma :

Durante o período de estudo (2017-2021), registámos 61 casos de rutura uterina num total de 28546 partos, ou seja, uma taxa de 2,13 ^ **(Figura 1).**

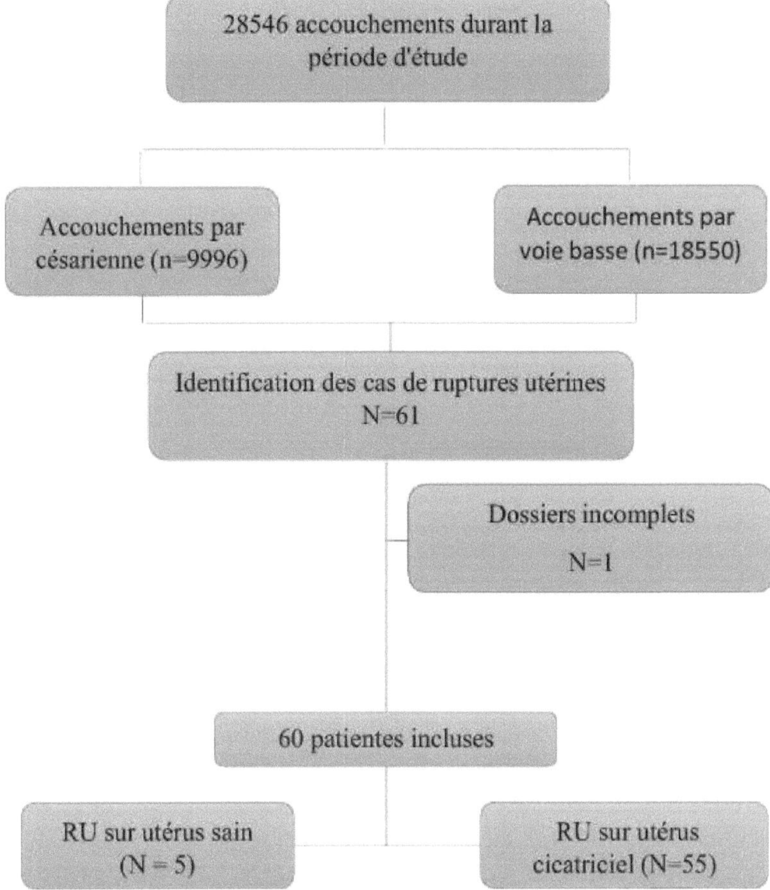

Figura 1: Fluxograma de seleção de doentes

1.2. Prevalência de rutura uterina por ano de estudo :

A taxa de cesariana foi de 35,1%, ou seja, um para cada 2,85 partos. Durante este período, verificou-se um aumento da taxa de rupturas de 1,**43%** para 4,65%, **bem como um aumento** da taxa de partos por cesariana de 32% para 42,4% **(Quadro I).**

Tabela I: Prevalência do modo de parto e rutura uterina entre 2017 e 2021.

Ano	Número de nascimentos	Parto por via vaginal		Entrega por cesariana		Rutura uterina	
		N	%	N	%		N %
2017	6284	4278	68.0	2006	32.0	9	*1.43*
2018	6206	4202	67.7	2004	32.3	10	1.61
2019	6273	4091	65.2	2182	34.8	9	1.43
2020	5257	3372	64.1	1885	35.9	11	2.09
2021	4526	2607	57.6	1919	42.4	21	4.65
Total	28546	18550	64.9	9996	35.1	60	2.10

Dos 60 casos de UR, 55 ocorreram num útero cicatricial, com uma frequência máxima de 21 casos registados em 2021 (**Figura 2**).

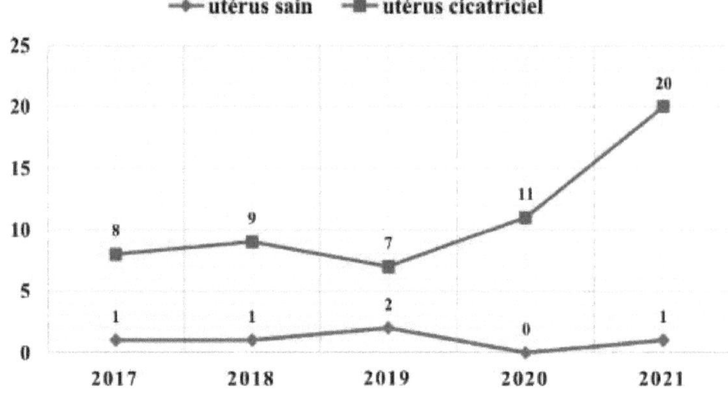

Figura 2: Distribuição das rupturas uterinas por ano de estudo.

1.3. Perfil epidemiológico dos pacientes

1.3.1. Idade dos doentes

A idade materna média foi de 30,88±0,635, com extremos de 18 e 42 anos. O grupo etário mais afetado foi entre os 26 e os 30 anos. A rotura uterina ocorreu em doentes com idade superior a 30 anos em 52,7% dos casos, sendo 3 casos em úteros saudáveis e 28 em úteros cicatriciais (Tabela II).

Tabela II: Distribuição das rupturas uterinas de acordo com a idade da paciente.

Idade materna	RU em útero saudável		RU no útero cicatrizado		Total	
	N	%	N	%	N	%
< 20	0	0,0	1	1,8	1	1,7
21-25	2	40,0	7	12,6	9	15,3
26-30	0	0,0	19	34,2	19	32,3
31-35	2	40,0	15	27,0	17	28,9
36-40	1	20,0	11	19,8	12	20,4
> 41	0	0,0	2	3,6	2	3,4
Média ±ESM	30,80 ± 2,083		30,89 ± 0,672		30,88 ±0,635	

1.3.2. Acompanhamento da gravidez

No grupo do útero saudável (n=5), duas pacientes, ou seja, 40%, foram corretamente acompanhadas (número de consultas pré-natais superior ou igual a 4), contra três pacientes, ou seja, 60%, que foram mal acompanhadas.

No grupo do útero cicatricial, 38 pacientes (69,1%) foram bem monitorizadas, em comparação com 17 pacientes (30,9%) que foram mal monitorizadas **(Tabela III)**.

Tabela III: Distribuição da RU de acordo com o número de consultas pré-natais.

Número de consultas	RU em útero saudável		RU no útero cicatrizado		Total	
	N	%	N	%	N	%
0	0	0,0	0	0,0	0	0,0
1a 3	3	60,0	17	30,9	19	31,66
>4	2	40,0	38	69,1	41	68,33

1.3.3. Origens dos doentes

As pacientes do nosso estudo foram divididas em 36 mulheres de origem urbana (60% dos casos) e 24 de origem rural (40% dos casos).

1.4. História do doente

1.4.1. Historial médico

A história médica de diabetes gestacional estava presente em 5 pacientes, ou seja, 8% dos casos. Para além disso, quatro doentes (6,6%) tinham antecedentes de hipertensão arterial **(Tabela IV)**.

Tabela IV: Historial médico dos doentes.

Historial médico	RU em útero saudável		RU no útero cicatrizado		Total	
	N	%	N	%	N	%
Diabetes	0	0,0	5	9,0	5	8,3
HTA	1	20,0	3	5,5	4	6,6
Outros	0	0,0	4	7,2	4	6,6

1.4.2. Cirurgia anterior

Sete doentes tinham antecedentes cirúrgicos de miomectomia, o que corresponde a uma taxa de 11,6%. Uma doente tinha antecedentes de histeroplastia e uma tinha antecedentes de salpingectomia **(Tabela V)**.

Quadro V: Repartição dos antecedentes cirúrgicos dos pacientes.

História cirúrgica	RU em útero saudável		RU no útero cicatrizado		Total	
	N	%	N	%	N	%
Miomectomia	0	0,0	7	12,7	7	11,6
Histeroplastia	0	0,0	1	1,8	1	11,6
Salpingectomia	0	0,0	1	1,8	1	11,6
Outros	1	20,0	3	5,5	4	46,7

1.4.3. História ginecológica

A revisão uterina antecedente foi encontrada em três casos e a aspiração para interrupção voluntária da gravidez em dez casos (**Tabela VI**).

Quadro VI: Repartição dos antecedentes ginecológicos das pacientes.

História ginecológica	RU em útero saudável		RU no útero cicatrizado		Total	
	N	%	N	%	N	%
Revisão uterina	1	20,0	2	3,6	3	5,0
Aspiração para aborto	1	20,0	9	16,3	10	16,6
Outros	0	0,0	4	7,2	4	6,6

1.4.4. História obstétrica

1.4.4.1. Paridade materna

A paridade média da população estudada foi de 2,57, dividida em 3,6 para as pacientes do grupo do útero saudável e 2,47 para as do grupo do útero cicatricial (**Tabela VII**).

Quadro VII: Repartição das rupturas uterinas por categoria de doente

Parite	RU em útero saudável		RU no útero cicatrizado		Total	
	N	%	N	%	N	%
1	0	0	0	0,0	0	0,0
2	1	20	33	60,0	34	56,7
3	1	20	19	34,5	21	35,0
4	2	40	2	3,7	3	5,0
5	1	20	1	1,8	2	3,3
Média ±ESM	3,6 ± 0,51		2,47 ± 0,09		2,57 ± 0,1	
Mediane	4		2		2	

A maioria dos casos de rutura num útero cicatrizado envolveu paraplégicas. Dos casos de UR num útero saudável, 60% eram multíparas (**Figura 3**).

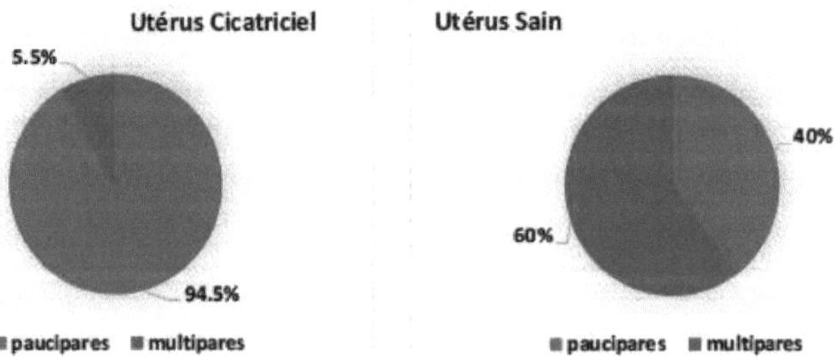

Figura 3: Distribuição das pacientes de acordo com a condição uterina

1.4.4.2. História de cesariana:

O número médio total de cesarianas anteriores foi de 1,51

Quarenta e cinco doentes tinham úteros unicaracterísticos, numa percentagem de 75%, e 10 doentes tinham úteros bicaracterísticos ou multicaracterísticos, numa percentagem de 16,7% **(Figura 4)**.

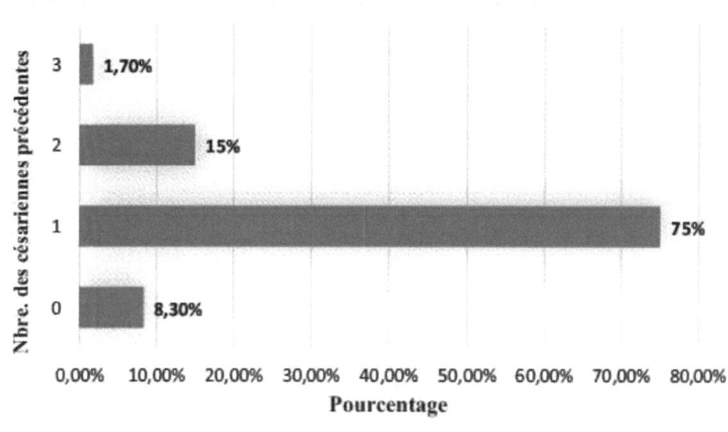

Figura 4: Distribuição das pacientes de acordo com a cesariana anterior 1.4.4.3
Intervalo intergénico

O intervalo intergenital médio das pacientes com cicatriz uterina foi de 13,4 meses, com extremos que variaram de 4 meses a 5 anos. Quatro pacientes (7,2%) apresentaram intervalo intergenital menor ou igual a 6 meses **(Figura 5)**.

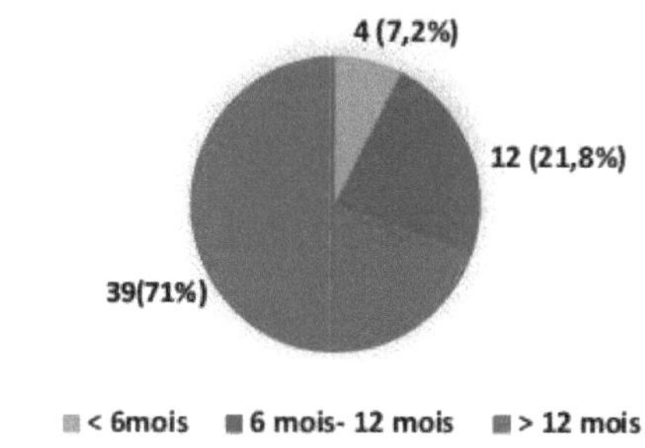

Figura 5: Distribuição dos pacientes de acordo com o intervalo intergenital.

1.4.4.4 **Indicação de cesariana anterior**

As indicações mais comuns para cesárea prévia foram estagnação da dilatação em 18,3% dos casos e SFA em 16,7% **(Figura 6)**.

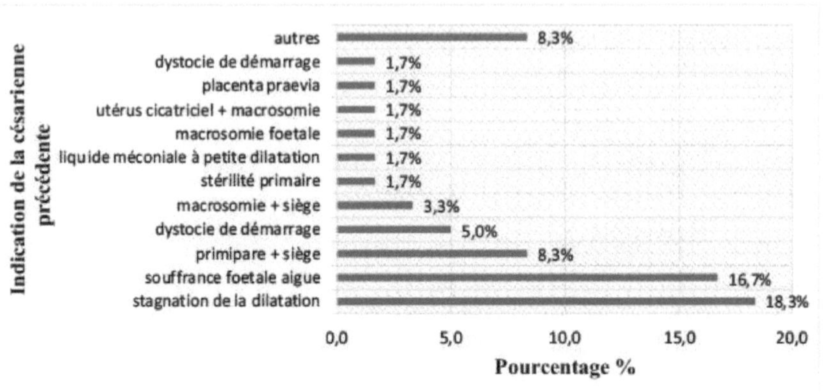

Figura 6. Distribuição das pacientes de acordo com a indicação de cesárea prévia.

1.5. Características clínicas e radiológicas :

1.5.1. IMC do doente

Relativamente aos 60 casos de UR, 20% dos doentes eram normotensos (IMC entre 18 e 25), contra 38,3% com excesso de peso (IMC entre 25 e 30) e 41,6% com obesidade (IMC > 30) **(quadro VIII)**.

Tabela VIII: Distribuição das rupturas uterinas de acordo com o MCL das pacientes.

IMC do doente	RU em útero saudável		RU no útero cicatrizado		Total	
	N	%	N	%	N	%
18-25	0	0,0	12	21,8	12	20,0
25-30	1	20,0	22	40,0	23	38,3
30-35	3	60,0	20	36,4	23	38,3
> 35	1	20,0	1	1,8		23,3
Média ±ESM	34,55 ± 3,03		28,43 ± 0,57		28,94 ± 0,61	
Mediane	33,8		29,4		29,4	

1.5.2. Exame da pélvis

Nove pacientes tinham uma pelve patológica, dividida em 8 pacientes com úteros cicatrizados, ou seja, uma taxa de 14,54%, e uma com um útero saudável, ou seja, 20%.

1.5.3. Dados de ultrassom

Registámos 7 apresentações distócicas, divididas em 2 apresentações transversais e 5 apresentações em assento. As gestações foram monofetais em 96% dos casos, com 2 gestações gemelares bi-coriónicas bi-amnióticas **(Tabela IX)**.

Quadro IX: Dados da ecografia obstétrica

Dados de ultrassom		RU em útero saudável		RU no útero cicatrizado	
		N	%	N	%
Apresentação	Cefálico	5	100	50	87,7
	Transversal	0	0,0	2	3,5
	Assento	0	0,0	5	8,7
Quantidade de líquido	Oligohidrâmnio	1	20,0	14	24,56
	Hydramnios	0	0,0	2	3,5
	Normal	4	80,0	41	71,92
Tipo de gravidez	Monofetal	100	100	53	96,4
	Múltiplos	0	0.0	2	3,6

1.6. Momento de rutura e circunstâncias da descoberta

A RU foi descoberta antes do termo em 5 doentes e a termo >*37* SA em 55 doentes, ou seja, frequências de 8,3% e 91,7%, respetivamente (Tabela X).

Quadro X: Repartição das rupturas uterinas por período de gravidez

Termo da gravidez (SA)	RU em útero saudável		RU no útero cicatrizado		Total
	N	%	N	%	N %
De 27 a 37	0	0,0	5	9,1	58,3
De 37 a 41	3	60,0	37	67,3	4066,7
De 41 a 42	1	20,0	13	23,6	1423,3
> 42	1	20,0	0	0,0	11,7

1.6.1. Rutura uterina pré-termo (antes das 37 semanas de gestação) :

Registaram-se cinco casos de RU pré-termo em úteros cicatrizados, ou seja, 8,3%. Um caso envolveu um útero com duas cicatrizes e quatro casos envolveram pacientes com um útero com uma cicatriz. A idade gestacional variou de 34 a 36 semanas de gestação. Apenas numa doente a gravidez foi mal vigiada.

Uma das doentes tinha antecedentes de diabetes gestacional (Tabela XI).

Quadro XI: Características dos casos de rutura uterina ocorridos antes do termo

Processo nº. Características	1	2	3	4	5
Idade	38	42	29	38	27
Parite	2	3	2	2	2
Número de cicatrizes	1	2	1	1	1
IMC	29,5	33,1	26	33	29,2
Idade gestacional (SA)	34	36	34+5dias	35	36
Sintomas clínicos	SFA	Metrorragia	SFA	SFA	SFA
Um momento de descoberta	Antes de trabalho	Antes do trabalho	Fase de latência	Antes do trabalho	Fase de latência

Peso fatal	2100	3400	1780	4500	3300
Pontuação de Apgar	5/5/6	9/1/10	7/7/8	Mortes	5/8/9
Sede da RU	Segmento Inferior	Segmento Inferior	Segmento corpo	Segmento-corpo	Segmento-corpo
Tratamento	Sutura	Sutura	Sutura	Histerectomia	Sutura

Os sinais clínicos encontrados foram: RCF patológica em quatro pacientes e metrorragia relacionada à placenta prévia em outra. Todas as pacientes tiveram parto por cesárea. A rutura uterina foi segmentar-corpórea e completa em 3 casos e segmentar incompleta em 2 casos. O peso ao nascer dos recém-nascidos variou de 1700 g a 3400 g. Houve apenas um caso de macrossomia num nado-morto com 4500g. O tratamento foi cirúrgico conservador em 4 pacientes.

Foi registado um caso de histerectomia perante uma hemorragia pós-parto resistente ao tratamento médico, numa segunda parturiente submetida a cesariana por uma RCF patológica às 35 semanas de gestação **(Quadro XII)**.

1.6.2. Rutura do útero no termo (> 37 SA)

1.6.2.1. Repartição por estado de gravidez no momento da descoberta

Quarenta casos de UR ocorreram a termo entre 37 e 41 dias de gestação, ou seja, 66,7%, dos quais três ocorreram em útero sadio. A UR foi prolongada em 14 doentes, uma das quais com útero saudável e as restantes com útero cicatricial **(Quadro XI)**.

1.6.2.2. Sintomas clínicos

Registámos uma FCF anormal em 27 doentes, ou seja, uma taxa de 49,1%, e metrorragia durante o parto em 9, ou seja, uma frequência de 16,3%. Seis pacientes eram assintomáticas **(Tabela XII)**.

Quadro XII: Circunstâncias clínicas em que a UR é descoberta no termo.

Sinais clínicos	RU em útero saudável		RU no útero cicatrizado		Total	
	N	%	N	%	N	%
Anomalia do RCF	2	40,0	25	50,0	27	49,1
Dor abdominal	0	0,0	3	6,0		35,5
Metrorragia durante o parto	1	20,0	8	16,0	9	16,3
Hipercinesia uterina	0	0,0	5	10,0		59,1
	1	20,0	2	4,0	3	5,5
Metrorragia pós-parto	1	20,0	1	2,0	2	3,6
Assintomático	0	0,0	6	12,0	6	10,9

1.6.2.3. Tempo para descobrir o Reino Unido

Fora do trabalho de parto*:* Sete casos de RU em 55 ocorreram antes do início do trabalho de parto, ou seja, uma taxa de 12,7%. Descobrimos três casos de rutura em pacientes com um útero de cicatriz única durante uma cesariana de emergência na presença de uma RCF patológica, e quatro casos durante uma cesariana planeada para um útero de cicatriz dupla **(Tabela XIII)**.

Durante o trabalho de parto: Registámos 43 casos de RU durante o trabalho de parto: 53% dos casos ocorreram durante a fase de latência, 37% foram descobertos durante a fase ativa e apenas 4 casos estavam completamente dilatados. As pacientes com útero de cicatriz única representaram 74,5% dos casos de rotura uterina a termo, 80% dos quais foram descobertos durante as fases de latência e ativa **(Tabela XIIITabela** XIII**)**.

Quadro XIII: Tempo de descoberta de URs de encaminhamento

Um momento de descoberta	Número de cicatrizes antes da RU				Total	
	0	1	2	3	N	%
Antes do trabalho	0	3	4	0	7	12,7
Fase de latência	1	18	3	1	23	41,8
Fase ativa	0	15	1	0	16	29
Expansão completa	2	2	0	0	4	7,2
Revisão sistemática pós-uterina	0	2	0	0	2	3,6
Hemorragia do parto	1	1	0	0	2	3,6
Estado hemodinâmico instável	1	0	0	0	1	1,8

Pós-parto imediato: No período pós-parto, registámos 5 casos de rutura, uma taxa de 8,3%. Nas pacientes com útero de cicatriz única, a rutura uterina foi descoberta durante uma revisão uterina sistemática em duas pacientes e após o aparecimento de uma hemorragia de parto numa paciente.

outros. No caso das doentes com um útero saudável, a rutura uterina foi diagnosticada após o parto em 2 casos: um caso morreu após o início da hemorragia do parto e o outro na presença do início do choque hemorrágico.

1.6.2.4. Características do trabalho de parto e do parto nos casos de RU a termo

No grupo do útero cicatricial, o trabalho de parto foi induzido em 22% dos casos, em comparação com 80% no grupo do útero saudável. A duração média da fase ativa para os grupos do útero saudável e do útero cicatricial foi de 0,57 e 2,86 horas, respetivamente **(Tabela XIV)**.

Quadro XIV: Características do trabalho de parto e modo de parto nos casos de rutura uterina
a termo

Características		RU em útero saudável N	RU no útero cicatrizado N
Trabalho espontâneo		1	39
Trabalho de parto induzido		4	11
DPIO		1	6
Modo de	*Misoprostol*	2	0
Dinoprostone		1	0

viagem *MARÍTIMA*	0	5
Modo *Normal AVB*	2	3
Parto *com fórceps*	0	2
Emergência CS	3	45
Infusão de ocitocina	3	0
< 3000	0	14
Peso mortal *3000-4000*	2	30
>4000	3	8
Peso fatal Média (gramas)	4000 *gramas*	3200 *gramas*
Duração média da fase de latência	10,4 horas	7,9 horas
Duração média da fase ativa	0,57 horas	2,8 horas
Duração da abertura do auf	5,16 horas	6 horas

Das 5 pacientes com útero saudável, duas foram submetidas a parto vaginal normal e 3 foram submetidas a cesariana de emergência em resposta a uma FFR anormal. No grupo de mulheres com útero cicatrizado, 45 tiveram um parto por cesariana de emergência e 2 tiveram um parto por fórceps na presença de bradicardia fetal. As diferentes indicações para cesariana de emergência são detalhadas na figura seguinte **(Figura 7)**.

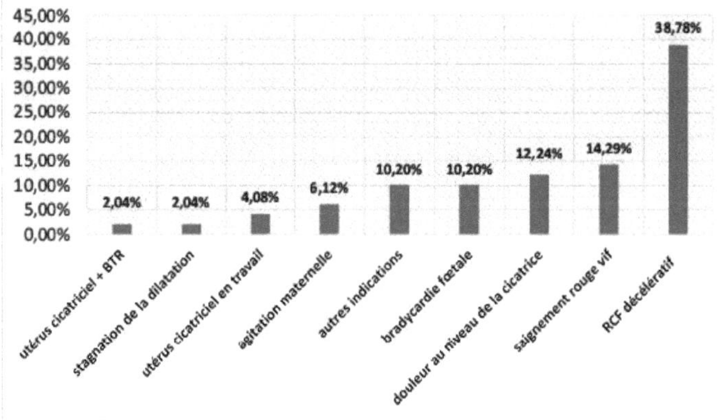

Figura 7. Frequência das indicações para cesariana de emergência

1.6.2.5. Rutura uterina num útero saudável :

A idade materna média foi de 30,8 anos, com extremos de 24 e 40 anos. Sessenta por cento das mulheres eram multíparas.

Todos os casos de RU num útero saudável ocorreram no termo e durante o parto. Dois casos foram descobertos no período pós-parto: um após o início da hipotensão materna e o outro após o início da metrorragia.

O trabalho de parto foi induzido em 80% dos casos e o sinal clínico mais comum foi um FCF anormal. A rotura foi segmentar-corporal em 2 casos e corpórea em 3 casos. A histerectomia foi efectuada em 2 doentes, ou seja, em

40% dos casos **(Tabela XV)**.

Quadro XV: Características da rotura uterina em útero saudável

Processo nº.	1	2	3	4	5
Idade	24	32	25	33	40
Parite	2	3	4	4	5
IMC	34,9	31,1	27,6	45,7	33,2
Idade gestacional	39	40	42SA+1dr	41SA+3dr	40SA+1dr
Sinais clínicos	Metrorragia	EHD Instável	Metrorragia	Anomalia de RCF	Anomalia do RCF
Momento de descoberta	Fase de Latência	Correio Parto	Correio parto	Expansão completo	Expansão completo
Libertação de trabalho	Dinoprostone	Nada	Misoprostol	DPIO	Misoprostol
Peso mortal	3900	3500	4000	4400	4200
Apgar	6/6/9	7/7/8 Transferência	6/6/8	Decidir	Decidir
Tipo de rutura	Incompleto	Completo	Completo	Completo	Completo
Tratamento	Sutura	Histerectomia	Sutura	Histerectomia	Sutura + LT

1.7. Lesões anatómicas

1.7.1. Tipo anatómico da lesão

A UC foi incompleta em 37 casos, ou seja, uma frequência de 61,7%, e completa em 23 casos, ou seja, em 38,3% dos casos de rutura. Vinte por cento das rupturas em úteros saudáveis eram incompletas, em comparação com 65,5% em úteros com cicatrizes.

1.7.2. Localização das lesões

A rutura uterina foi segmentar em 43 casos, ou seja, 71,6% do total de rupturas, segmentocorporal em 14 casos, ou seja, 23,3%, e corpórea em 3 casos, ou seja, 5% dos casos **(Figura 8)**. Nos casos de útero cicatricial, a rotura foi segmentar em 43 casos e segmentocorporal em 12 casos.

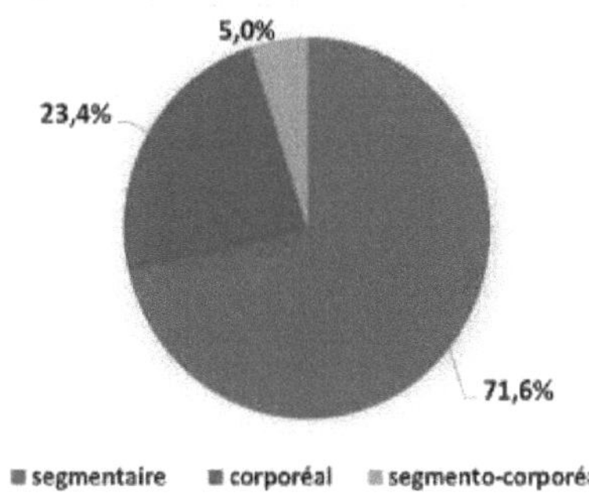

Figura 8. Distribuição das empresas ferroviárias por local de rutura.

1.7.3. Lesões associadas

As lesões associadas foram principalmente uma ferida na bexiga em 10% dos casos e uma laceração cervical em 8,3% (**Figura 9**).

Seis doentes apresentavam lesões na bexiga, cinco das quais tinham cicatrizes uterinas.

Todas as lesões vaginais ocorreram em doentes com úteros saudáveis. As lesões cervicais ocorreram em duas doentes com úteros cicatrizados após parto instrumental e em 3 doentes com úteros saudáveis.

d'utérus sain.

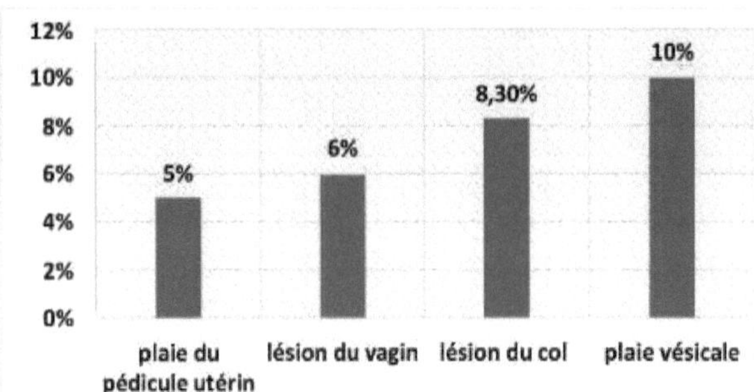

Figura 9. Lesões associadas à rutura uterina

A **Tabela XVI** resume as características anamnésicas, clínicas e operatórias dos casos de UR do nosso estudo.

Tabela XVI. Características epidemiológicas e clínicas dos pacientes do nosso estudo

Características	Útero saudável N=5	Úteros com cicatrizes N=55
Idade média dos pacientes	30,80 ± 2,083	30,89 ± 0,672
Idade gestacional média	40,3±0.62	39.19+0.22
Idade gestacional > 41 SA	2(40%)	13(23,6%)
Paridade média		
	3.6+0.51	2.47+0.089
IMC médio	34,55 ± 3,03	28,43 ± 0,57
Número de cesarianas anteriores		
0	5	0
1	0	45(82%)
>1	0	10(18%)
História da miomectomia	0	7(12.72%)
Gravidez múltipla	0	2(3.36%)
Bacia de fronteira	1(20%)	8(14.54%)
Apresentação distócica	0	7(12.8%)
Hydramnios	0	2(3.6%)

Macrossomia (peso fetal > 4KG)	3(60%)	9(16%)
Sinais clínicos		
Anomalia do RCF	2(40%)	29(52,7%)
Metrorragia	2(40%)	10(18%)
Um momento de descoberta		
Trabalho externo	0	10(18.2%)
Durante o trabalho	3(60%)	42(76.3%)
Pós-parto	2(40%)	3(5,5%)
Tipo de rutura		
Completo	4(80%)	19(34,5%)
Incompleto	1(20%)	36(65,5%)
Sede da RU		
Segmento	0	43(78,2%)
Corpóreo	100%	12(21,8%)

1.8. Tratamento

1.8.1. Reanimação

Foram efectuadas transfusões de sangue em 14 doentes. Receberam uma média de 3 concentrados de glóbulos vermelhos, com extremos que variaram entre 2 e 6 concentrados de glóbulos vermelhos. Entre as pacientes com um útero saudável, 60% necessitaram de reanimação por transfusão de sangue, em comparação com 20% das parturientes com um útero cicatrizado. Quatro pacientes receberam unidades de plasma fresco congelado em resposta a um distúrbio de hemostasia, com um número médio de 8 e extremos variando de 4 a 12 unidades.

1.8.2. Tratamento cirúrgico

1.8.2.1. Tratamento conservador

O tratamento conservador foi efectuado em 56 doentes, 53 das quais tinham um útero cicatrizado (Quadro XII).

Entre os casos de UR tratados por sutura, a esterilização tubária por ligadura tubária foi efectuada em 9 doentes, representando 16% do tratamento conservador.

Tabela XVII: Distribuição das técnicas cirúrgicas de acordo com a existência de uma cicatriz uterina

Técnicas cirúrgicas	RU em útero saudável		RU no útero cicatrizado		Total	
	N	%	N	%	N	%
Sutura simples	2	40,0	45	81,8	47	78,3
Sutura + LT	1	20,0	8	14,5	9	15,0
Histerectomia total	2	40,0	0	0,0	2	3,3
Histerectomia subtotal	0	0,0	2	3,6	2	3,3

1.8.2.2. Tratamento radical (histerectomia):

A histerectomia para hemostasia foi realizada em 4 casos (6,6%). Entre os 5 casos de RU num útero saudável, a histerectomia por hemostase foi indicada em 2 casos, ou seja, uma percentagem de 40%. No caso de UR em útero cicatricial, a histerectomia para hemostasia foi indicada em 2 dos 55 casos **(Tabela XVIII)**.

Tabela XVIII: Perfil e contexto clínico dos casos de histerectomia para hemostasia

Nome	Idade	Parite	Número de cicatrizes	Contexto clínico
M.R	38	2	1	Hemorragia do parto + CED
S.G	34	3	2	Atonia uterina
R.B	32	3	0	EDC + ferida prolongada no pescoço
B.A	33	4	0	EDC + ferida prolongada no pescoço

1.9. Prognóstico

1.9.1. Prognóstico materno

1.9.1.1. Morbilidade materna

Complicações intra-operatórias: Registámos 11 casos de RU complicados por hemorragia. Destes, cinco doentes beneficiaram de ligadura vascular tripla e um de compressas para controlar a hemorragia. Além disso, registámos seis casos de lesão vesical intra-operatória, representando 10% das UR.

Quatro pacientes desenvolveram distúrbios de hemostasia. Os resultados médios dos testes biológicos foram :

- Uma taxa média de protrombina (TP) de 45%,
- Uma fibrinemia média de 2,6 g/l,
- Uma contagem média de plaquetas de 120.000.

Complicações pós-operatórias: Do total de rupturas, registámos anemia em 31,7%, infeção urinária em 6,7% e ileus funcional em 11,7% **(Quadro XIX)**.

1.9.1.2. Mortalidade materna

Durante o período de estudo, não foram registadas mortes maternas, o que corresponde a uma taxa de mortalidade de 0%.

Quadro XIX: Complicações maternas no pós-operatório

Complicações maternas	N	%
Anémia	19	31,7
Infeção do trato urinário	4	6,7
Infeção broncopulmonar	3	5,0
Ileus funcional	7	11,7
Infeção da ferida	2	3,3
Internamento hospitalar > 5 dias	18	30,0

1.9.2. Prognóstico perinatal

1.9.2.1. Morbilidade perinatal

<u>Índice de Apgar</u>: Foi registado um índice de Apgar inferior a 7 em 80% dos

recém-nascidos no grupo de rutura do útero saudável e em 24,5% dos recém-nascidos no grupo do útero cicatrizado (Tabela XX).

Quadro XX: Repartição dos nascimentos por índice de Apgar

Índice de Apgar aos 5 minutos	Número de nascimentos de úteros saudáveis (n=5)	Número de nascimentos com cicatriz uterina (n=57)*
< 3	2(40%)	1(1.7%)
4 a 6	2(40%)	13(22.8%)
>7	1(20%)	43(75.5%)

[*]: o número de nascimentos no caso de um útero cicatricial é igual a 55 nascimentos com duas gravidezes gemelares.

<u>Transferência para o serviço de neonatologia:</u> Dos 7 casos de transferência para o serviço de neonatologia, 3 recém-nascidos faleceram apesar da reanimação, principalmente devido a dificuldades respiratórias neonatais (Tabela XXI).

Quadro XXI: Descrição dos casos de recém-nascidos transferidos para o serviço de neonatologia

Processo n°.	Útero	Termo (SA)	Patologia durante Y	SFA	Apgar 5min	Peso mortal	Morbidade <7j	Mortalidade <7j
1	Cicatricial	38	DG	-	6	4300	DRNN	-
2j1	Cicatricial	37+4j	-	+	4	1700	Convulsão DRNN	Decidir
3j2	Cicatricial	37+4j	-	+	7	2400	DRNN	-
4	Cicatricial	41+3j	-	+	4	4500	DRNN APN	Decidir
5	Cicatricial	40	DG	+	6	3500	Suspeita de IFM	-
6	Saudável	40	-	-	7	3500	Suspeita de IFM	-
7	Cicatricial	34	-	+	6	2100	DRNN APN	Decidir

1.9.2.2 : Mortalidade das mercadorias

Na nossa série, registámos 7 casos de perda fetal, dos quais 4 ocorreram per partum e 3 após transferência para o serviço de neonatologia. Em dois casos, a UR ocorreu num útero saudável e durante o trabalho de parto, ou seja, uma percentagem de 40%.

1.9.3. Prognóstico a médio prazo

1.9.3.1. Complicações psicológicas :

A experiência do parto foi considerada má ou muito má em 60% das pacientes. Foram registadas as seguintes perturbações psicológicas: fadiga extrema em 55% dos casos, perturbação do apetite em 22% e agressividade em 15% (Quadro XXII). Na nossa série de estudos, 21,7% das doentes referiram dificuldades em cuidar dos seus bebés.

Quadro XXII: Prognóstico a médio prazo

Complicações psicológicas.
Experiência de parto
Muito bom15 ,25
Muito bom30 ,51
Mal25 .42
Muito mau28 ,81
Perturbações psicológicas
Fadiga extrema55 ,93
Agressividade15 ,25
Perturbação do comportamento6 ,78
Perturbação do apetite22 .03
Relação mãe-bebé
Excelente67 .24
Dificuldade em cuidar do seu bebé22 ,41
Sentimentos de raiva e ódio contra o seu bebé8 ,62
Sentir-se culpada e incapaz de satisfazer as necessidades do seu bebé1 ,72

1.9.3.2. Perturbações sexuais

Os pacientes da nossa série foram questionados sobre a sua sexualidade. Verificou-se que :

■ O tempo médio de regresso à atividade sexual foi de 2,9 meses.

■ Setenta referiram uma diminuição da frequência das relações sexuais, com o receio de uma nova gravidez em 32% dos casos e a sensação de cansaço extremo a impedir a realização sexual em 17%,

■ Foi observada uma redução da libido em 42,1% dos casos e 75,9% das doentes afirmaram não ter qualquer desejo de voltar a engravidar.

■ Embora a maioria das mulheres entrevistadas tenha dito que não estava a considerar uma nova gravidez, foram registadas 18 gravidezes e o intervalo intergenético médio foi de 2,01.

2. Estudo analítico

2.1. Comparação das características epidemiológicas e dos factores de risco entre o útero saudável e o útero com cicatrizes

A paridade média das pacientes no grupo do útero cicatrizado foi significativamente mais elevada do que no grupo do útero saudável (p = 0,013).

Encontrámos um IMC médio e uma taxa de macrossomia de frete significativamente mais elevados no grupo do útero saudável do que no grupo do útero cicatrizado. **(Tabela XXIII).**

Tabela XXIII: Comparação das características epidemiológicas e factores de risco

entre os grupos de RU de útero saudável e cicatricial

Características	Útero saudável	Úteros com cicatrizes	P
Idade média dos doentes	30,80 ± 2,083	30,89 ± 0,672	0.658
Idade gestacional média	40,3±0.62	39.19±0.22	0.164
Parite	3.6±0.51	2.47±0.089	**0.013**
IMC	34,55 ± 3,03	28,43 ± 0,57	**0.033**
Macrossomia: Peso > 4 kg	60%	16%	**0.018**
Hydramnios (N)	0	2	0.66
História da miomectomia	0	7(12.72%)	0.4
Gravidez múltipla	0	2(3.36%)	0.66
Bacia de fronteira	1(20%)	8(14.54%)	0.74
Apresentação distócica	0	12,2%	0.80

2.2. Comparação dos tipos de CU entre os grupos de útero saudável e de útero cicatrizado

Encontrámos uma diferença significativa no tipo de lesão (completa ou incompleta) entre os dois grupos, com 65,5% de CU incompletas no grupo com cicatriz contra 20% no grupo saudável (p=0,045) **(Figura 10)**.

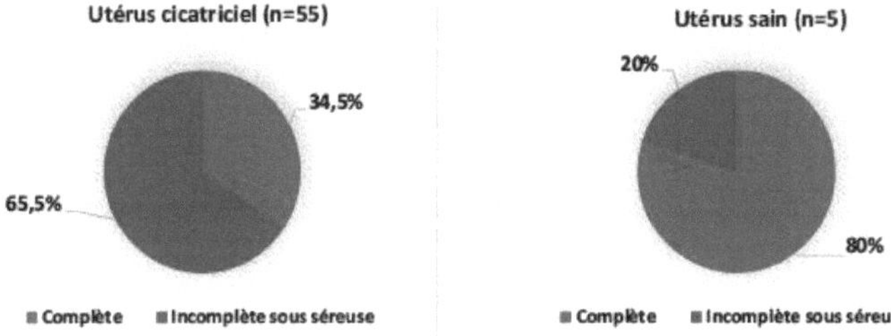

Figura 10. Distribuição da CU de acordo com o tipo de lesão.

2.3. Comparação das características do trabalho e parto entre o útero saudável e os grupos de útero cicatriz

Encontrámos uma diferença significativa no início do trabalho de parto entre úteros saudáveis e com cicatrizes (p=0,043).

Do mesmo modo, a duração da fase ativa foi significativamente mais curta no grupo do útero saudável do que no grupo do útero cicatrizado **(Quadro XXIV)**.

Quadro XXIV: Comparação das características do trabalho de parto e do parto entre os grupos do útero saudável e do útero cicatricial

Características	Útero saudável	Úteros com cicatrizes	P
Começar a trabalhar	80%	20%	**0.043**
Infusão de ocitocina	60%	0,0	-
Apresentação distócica	0	12,2%	0,425
Duração média da fase ativa (horas)	0.57 ±0.2	2.86 ±0.54	**0.000**

Entrega de instrumentos	0	3.6%	0.66
Cesariana	60%	90%	0.518
Anomalia do RCF	40%	52,7%	0.596
Hipercinesia uterina	0	9%	0.48

2.4. Comparação dos factores de prognóstico materno e fetal entre os grupos do útero saudável e do útero cicatricial

As complicações maternas estudadas foram significativamente mais frequentes no caso de RU num útero saudável.

No grupo do útero cicatrizado, o prognóstico fatal foi menos grave. De facto, em 75% dos RU em úteros cicatrizados, a pontuação de Apgar foi superior a 7, em comparação com apenas 20% no grupo de úteros saudáveis. A diferença foi estatisticamente significativa com p=0,011 **(Tabela XXV)**.

Quadro XXV: Comparação dos factores de prognóstico materno e fetal entre os grupos: útero saudável e cicatrizado

Características	Útero saudável %	Úteros com cicatrizes %	P
Hemorragia pós-parto	60,0	14,5	**0.039**
Histerectomia	40,0	3,6	**0.032**
Transfusão de sangue	60,0	20,0	**0,009**
Internamento hospitalar > 5 dias	80,0	25,4	**0.025**
Pontuação APGAR < 7	80,0	24,5	**0.011**

2.5. Análise da distribuição da localização anatómica da rutura uterina

2.5.1. Entre os grupos do útero saudável e do útero cicatrizado

Entre os 55 casos de útero cicatricial, o local de rutura foi corporal ou corporal-segmentar em 12 casos, ou seja, 21,8%. Em contraste, esta taxa foi de 100% nos casos de útero saudável e a diferença foi estatisticamente significativa.

As lesões vaginais e cervicais foram estatisticamente mais frequentes nos casos de útero saudável **(Tabela XXVI)**.

Tabela XXVI. Comparação das características anatómicas da UR entre o útero saudável e o útero com cicatrizes

Sede da RU	Útero saudável	Útero com cicatrizes % (%)	P
Segmento	0	78.2	**0.000**
Corpo	100	21.8	
Lesão cervical	60	3.63	**0,003**
Lesão vaginal	80	0	**0.000**
Lesão da bexiga	20	9	0.099

2.5.2. Entre a rutura completa e a rutura incompleta

Das 37 UCs incompletas, 33 eram segmentares. Por outro lado, das 23 UCs completas, apenas 10 eram segmentares. Assim, houve uma relação significativa entre a sede e o tipo de CU (p=0,0001) **(Tabela XXIV)**.

2.5.3. Dependendo do momento da descoberta

Entre os 10 casos de RU antes do parto, 4 casos de RU foram físicos, ou seja, 40%. Por outro lado, entre os 50 casos de rotura que ocorreram durante o trabalho de parto, o local da rotura foi corporal em apenas 13 casos, ou seja, 26%. No entanto, a diferença foi estatisticamente insignificante (p=0,86) **(tabela XXVII)**.

Quadro XXVII: Repartição das sedes das empresas ferroviárias segundo o tipo de rutura e o momento da descoberta.

Localizações da EF	Completo		Incompleto		Antes do trabalho		Durante o trabalho	
	N	%	N	%	N	%	N	%
Segmento	10	43,5	33	89,2	6	60,0	37	74,0
Corpóreo	13	56,5	4	10,8	4	40,0	13	26,0
Valor de p		0.0001				0.84		

O quadro XVIII resume o estudo comparativo entre os dois grupos: útero saudável e útero cicatricial. Verificou-se uma diferença significativa no tipo de rotura, na sua localização e nas complicações materno-fetais. A paridade média, o IMC médio e o peso fatal foram significativamente superiores no grupo do útero saudável **(Quadro XVIII)**.

Tabela XXIX: Comparação das características epidemiológicas, clínicas , anatómicas e prognósticas da UR entre o útero saudável e o útero cicatrizado

Características	Útero saudável N=5	Úteros com cicatrizes N=55	P
Paridade média	3.6+0.51	2.47+0.089	**0.013**
IMC médio	34,55± 3,03	28,43 ± 0,57	**0.033**
Macrossomia (peso>4kg)	60%	16%	**0.018**
Tipo de rutura uterina			
Pausa incompleta	1(20%)	36(65,5%)	**0.045**
Pausa total	4(80%)	19(34,5%)	
Começar a trabalhar	80%	20%	**0.043**
Duração média da fase ativa	0.57 + 0.2	2.86 + 0.54	**0.000**
Complicações maternas e fatais			
Hemorragia pós-parto	60%	14,5%	**0.039**
Histerectomia	40%	3,6%	**0.032**
Transfusão de sangue	60%	20,0%	**0,009**
Internamento hospitalar >5 dias	80%	25,4%	**0.025**
Pontuação APGAR <7	80%	24,5%	**0.001**
Sede da RU			
Segmento	0	78,2%	**0.00**

Corpóreo	100%	21,8%	
Lesão cervical	60%	3.63%	**0.003**
Lesão vaginal	80%	0	**0.00**

4 Discussão

1. Epidemiologia da rutura uterina

1.1. Frequência de rutura uterina

Na nossa série, registámos uma taxa de rutura uterina de 2,1^. Esta taxa está entre as mais altas da série tunisiana (**Tabela XXVIII**). De facto, a frequência de RU variou entre 0,86^ na maternidade de Sfax e 2,69^ na nossa maternidade durante o período de 1989-1993.

Quadro XXVIII: Frequência das UR nas séries tunisinas

Autor	Hospital	Período	Força de trabalho	Frequência (%o)
Kamoun [8]	Sfax	1986-1991	40	0.86
Arfaoui [9]	Menzel Bourguiba	1986-1993	30	1.48
Marouni [10]	CMNM	1989-1993	51	2.69
Ferchichi [11]	Rabta-Tunis	1996-2000	41	1.38
Attaya [12]	Nabeul	1997-2003	35	1.3
Hammami [13]	Tunísia militar	1992-2003	38	1.35
A nossa série	CMNM	2017-2021	60	2.1

As taxas de UR nas séries nacionais são intermédias entre as observadas nos países desenvolvidos **(Quadro XXIX)** e as observadas nos países subdesenvolvidos, especialmente em África **(Quadro XXX)**. **De facto,** a UR é um evento muito raro nos países medicalizados, com taxas tão baixas como 2/10000 no Reino Unido [14] e 1,6/100000 em Itália [15].

Quadro XXIX: Frequência de UC nos países desenvolvidos

	País	Período	Frequência
Zwart et al [16]	Países Baixos	2004-2005	5.9/10.000
Fitzpatrick [14]	Reino Unido	2009-2010	2/10.000
Vanden Berghe [2]	Bélgica	2012-2013	3.6/10.000
Donati [15]	Itália	2014-2016	1.6/10.000
Figueiro Filho [17]	Canadá	1998-2017	0.1%
Chang [18]	Novo Zelande	2008-2018	8.1/10.000
Wan et all [19]	China	2013-2020	1.96/10.000

Estas taxas são muito mais elevadas nos países sub-medicalizados, onde se atingem valores assustadores de cerca de 16%, como é o caso da Etiópia [20], ou seja, 1000 vezes a frequência encontrada em Itália [15] **(Quadro XXX)**.

Quadro XXX: Frequência de CU em países sub-medicalizados

Autor	Hospital	Período	Frequência [%]
Lankoande [21]	Burquina Faso	1995	10.5
Vangeenderhuysen [22]	Níger	2002	2.2

Gueye et all [23]	Senegal	2013-2015	0.58
Getahun [20]	Etiópia	2013-2017	16.68
Balde et all [24]	Guiné	2017-2020	0.44

Assim, é evidente que a frequência de UR depende do nível de desenvolvimento social e sanitário, da qualidade dos cuidados obstétricos e varia consoante a área geográfica a que a população pertence. Além disso, a variabilidade das taxas de incidência relatadas é explicada pela heterogeneidade da definição de UR dentro das séries, algumas tendo excluído UR incompletas ou deiscentes.

1.1.1 Frequência da UR num útero cicatrizado

Em nossa casuística, 91,7% de todas as URs ocorreram em útero cicatricial. Esta taxa está entre as mais elevadas da literatura nacional. De facto, a proporção de casos de útero cicatricial na Tunísia varia de 45 a 68%.

Quadro XXXI: Frequência da cicatrização do útero nas mulheres do Reino Unido (série nacional).

Autor	Período	Força de trabalho	Frequência (%)
Kamoun[8]	1987-1991	4045,0	
Arfaoui[9]	1986-1993	3046,6	
Ferchichi[11]	1996-2000	4158,5	
Attaya[12]	1997-2003	2468	
A nossa série	2007-2021	55	91,7%

Nos países desenvolvidos, a proporção de útero cicatrizado entre as CU varia entre 70 e 90% [14]. Em contraste, essas freqüências são relativamente menores na África negra, variando de 12 a 41% [20]. Este achado não pode ser explicado pela raridade desta complicação num útero cicatricial, mas sim pela maior frequência de UR em úteros saudáveis, exauridos por gestações repetidas em condições de má gestão.

1.1.2 Frequência da RU num útero saudável

Nos países subdesenvolvidos, a incidência de RU num útero saudável é de 1/287 para Abioudun na Nigéria [25] e 1/519 para Elkady no Egipto [26]. Ahmadi [27], na Tunísia, encontrou uma taxa de 1/2158. Na nossa série, esta taxa é de 1,7 por 10.000.

Em contraste, esta taxa é muito baixa nos países desenvolvidos, atingindo frequências inferiores a 1 por 10.000 [4]. Num estudo recente de registo na Noruega, Al zirqi encontrou uma taxa de 3,26 por 100.000 [28].

1.2. Idade dos doentes

A idade média materna foi de 30,88±0,635 anos, com um pico entre os 26 e os 30 anos, o que é coerente com algumas séries nacionais (**Quadro XXXII**). De facto, Arfaoui verificou que as UR tinham sobretudo interesse no grupo etário dos 21-30 anos, ou seja, 78,57% dos casos. É também o caso de Filho [17] e Zhan [29], que também encontraram um risco mais elevado de UR nas mulheres com mais de 30 anos.

Quadro XXXII: Repartição do RU por idade (série nacional)

Idade dos doentes Autores	21-30 %	31-40 %	41-50 %
Attaya [12]	34,2	62,85	2,8
Ferchichi [11]	43,8	51,1	4,8
Arfaoui [9]	78,57	21,42	0
Hammami [13]	57,9	42,1	0
Metteli [30]	50	43,35	6,65
A nossa série	46,0	48,0	3

Por outro lado, alguns autores referem um máximo de RU para mulheres com menos de 30 anos, como acontece nos países africanos [31], [32].

Estes resultados podem dever-se ao facto de o ambiente sociocultural destes países encorajar as mulheres a casar numa idade muito precoce. Este é um sinal alarmante porque significa que as mulheres podem perder não só a sua fertilidade, mas também as suas vidas mais cedo.

1.3. Condições socioeconómicas e acompanhamento da gravidez

Entre as nossas pacientes, 40% eram de origem rural e 31,66% não faziam um bom acompanhamento da gestação. Estes valores elevados reflectem a relação entre as condições socioeconómicas, a qualidade do acompanhamento e a incidência de UR durante a gravidez.

Uma vigilância médica inadequada e baixos níveis de saúde têm um impacto negativo na incidência do CU. É o caso dos países africanos, onde 60% a 70% dos casos de CU ocorrem em mulheres de meios desfavorecidos [23].

Entre as nossas pacientes, tendo em conta as normas impostas pelo programa perinatal nacional (4 consultas pré-natais), verificámos que apenas 40% das mulheres que apresentaram uma UR foram corretamente seguidas no grupo do útero saudável, contra 69,1% no grupo do útero cicatricial. Estas taxas inadequadas de acompanhamento da gravidez incitam-nos a melhorar a qualidade do acompanhamento, nomeadamente no caso de gravidezes de alto risco como o útero cicatricial.

1.4. Factores de risco

São muitas e muitas vezes inter-relacionadas:

1.4.1. O útero cicatrizado

Um útero com cicatrizes é um fator de risco importante para a rutura uterina [17], [33] e [14]. Por outro lado, uma história de parto vaginal parece ser um fator de proteção contra a RU [34].

A AHRQ considera que o risco de CU é aumentado quando a cicatriz é corporal [35] e, por conseguinte, constitui uma contraindicação para o teste uterino, de acordo com as várias sociedades científicas nas suas recomendações para o parto no caso de um útero com cicatriz [36], [37] e [34]. Infelizmente, a frequência de cicatrizes na nossa série não foi determinada devido à falta de dados.

Tahseen [38] demonstrou numa metanálise que o risco de CU aumenta com o número de cicatrizes uterinas, passando de 0,72% no caso de uma única cicatriz uterina para 1,59% em doentes com 2 cicatrizes uterinas. No entanto, os autores não são unânimes. De facto, alguns consideram que o risco de CU é independente do número de cicatrizes [39]. É por isso que o ACOG e o CNGOF autorizam a realização de testes uterinos no caso de úteros com duas cicatrizes, desde que haja um pedido claro da paciente e um parecer favorável da equipa médica [36] e [34]. Na nossa série, 9 casos de RU ocorreram em úteros bi- ou multi-cicatrizados.

A técnica de sutura também é importante. Vários autores explicam que o risco de UR é maior quando a sutura uterina é feita num único plano [40].

Em estudo recente, realizado em 2021, Filho [17] encontrou um risco aumentado de IR em caso de rotura uterina. Vários autores, como Macone [41], tentaram avaliar a probabilidade de rutura uterina por meio de escores preditivos, a fim de orientar a natureza da informação e decidir a via de parto (**Tabela XXXIII**). Na nossa série, a frequência de RU durante um teste uterino foi de 63%.

Tabela XXXIII: Características dos principais escores preditivos para o risco de rutura uterina [33].

Autor [referência]. Ano de publicação, Tipo de estudo	Inclusão TVB/n (%)	Construção pontuação validação	Factores preditivo de risco de UR	Correlação : pontuação-pontuação da cesariana
Smith et al. 2005 Coorte retrospetiva 1985-2001 (N=23286)	40-42 SA 100% TVB	- Construção da Pontuação: 1/2 coorte+ - Validação interno: 1/2 coorte	- Idade materna -Origem étnico - Antecedente do AVB - Idade gestacional: 40-42 SA - Gatilho	- Baixo risco : 36% (<20 % C) - Risco elevado : 16.5% (> 40% C)

			- Sexo do bebé	
-Macone et al. **2006** **Coorte** **retrospetiva** Caso-controlo 1996-2000	134 REINO UNIDO após ABAC (caso) contra 665 VABC sem REINO UNIDO	-Não validação externo	- Idade materna - Idade gestacional - Origem étnico - Acidente vascular cerebral anterior - Gatilho - Expansão >3cm	- Factores anteriores parto: não previsão fiável (AUC = 0,67) - Factores no início do trabalho: nenhum modelo fiável (AUC= 0,7) - Sensibilidade máxima=75% - E falso+=40
-Grobman et al. **2006** **- Coorte prospetiva** 1999-2002 (N=11855)	>=37 SA 100% TVB	- Construção da Pontuação: 1/2 coorte+ - Validação interna: 1/2 coorte após a aleatorização	- Antecedente do AVB - Acionamento	- Não previsão fiável (AUC< 60%)

AUC: Área sob a curva; BVA: parto vaginal; C: cesariana; EPF: peso estimado
fetal; TVB: tentativa de parto vaginal; VBAC: parto vaginal após cesariana; RU: rutura uterina.

Outros autores, como Rozenberghe, sugerem medir a espessura do segmento inferior entre 35 e 38 SA. Jastrow [42] afirma a forte associação entre esta medida e o risco de ocorrência de UR. O valor limite é de 2 a 3,5 mm, dependendo dos métodos e técnicas ultra-sonográficas utilizados.

No entanto, as variações entre observadores e o seu fraco valor preditivo positivo significam que não pode ser utilizado na vida quotidiana.

A avaliação da cicatriz uterina através da medição do segmento inferior no primeiro trimestre foi também proposta por outros autores como Stirnemann. 99% da cicatriz uterina é visível e pode ser classificada em 4 tipos anatómicos de acordo com o seu aspeto [43] **(Figura 11).**

Embora pareça interessante, nenhum estudo avaliou a associação entre a espessura do segmento inferior medida no 1^{ier} trimestre e o risco de deiscência ou rutura uterina.

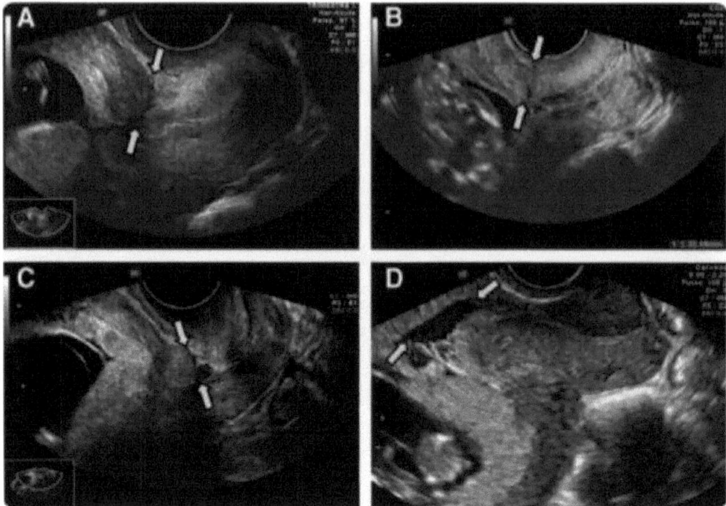

Figura 11. Ecografia endovaginal do defeito cérvico-isquémico no 1º trimestre de gravidez. Exemplo de uma cicatriz não deiscente e não exposta [A]; uma cicatriz não deiscente e exposta [B]; uma cicatriz deiscente [>2mm de largura] e não exposta [C]; uma cicatriz deiscente [>2mm de largura] e exposta [tipo D] [54].

1.4.2. Rutura uterina anterior

De acordo com estudos recentes, o risco de recorrência desta complicação varia entre 0 e 35%, sendo mais frequente em 9%. Isso depende do tipo e da localização da rutura inicial [44]. Usta [45], em seu estudo de 24 gestações após a UR, encontrou dois fatores associados à recorrência da UR: um curto período de tempo entre as gestações e a natureza longitudinal da UR. No entanto, Chibber [46] encontrou casos de gravidezes que, após tratamento conservador do SC verdadeiro, continuaram sem recorrência.

Na nossa série, nenhuma mulher tinha antecedentes de rutura uterina.

1.4.3. Começar a trabalhar

O início do trabalho de parto, qualquer que seja a técnica utilizada, é considerado um fator de risco na presença ou ausência de cicatriz uterina [27]. Os análogos de prostaglandina multiplicam o risco de RU por 5,26 segundo Traore [47] e por 4,9 segundo Lyndon Rochelle [48]. O ACOG e a HAS recomendam, portanto, que eles não sejam usados em úteros com cicatrizes [36]. Uma meta-análise de 2016 realizada por Lamourdediou [49] mostrou um risco de RU após a maturação cervical por cateter de Foley de 0,62%. Para vários autores, este método é o menos suscetível de resultar em RU [50].

Além disso, o uso de ocitocina é considerado por Landon MB [51] como tendo um alto risco de ocorrência de UR, contrariando os resultados de Zelop [52] . O CNGOF não contra-indica o uso fundamentado de ocitocina no trabalho de parto espontâneo num útero cicatricial [34].

Estudos em úteros saudáveis também mostraram um aumento do risco de rutura quando a prostaglandina e a ocitocina são usadas [53]. De acordo com Sweeten [54], isto deve-se à falta de controlo automatizado da infusão de ocitócitos e à monitorização sistemática do trabalho de parto.

Na nossa série, 15 doentes foram submetidas a indução do parto: no caso de útero cicatricial, a indução foi efectuada por AES em 5 casos e por descolamento do pólo inferior do útero em 7 casos. O uso de prostaglandinas e ocitócicos está contraindicado em casos de útero cicatricial no nosso departamento. Nos casos de UR num útero saudável, os ocitócicos foram utilizados em 60% dos casos.

1.4.4. Multiparidade

A multiparidade é geralmente considerada como um fator de risco para o desenvolvimento de RU através de alterações histológicas no músculo uterino [55], [56]. De facto, vários autores consideram que o risco de CU aumenta com a paridade [3], [17]. No entanto, a proporção da multiparidade na incidência de UR varia muito de um estudo para outro **(Tabela XXXIV).**

Quadro XXXIV: Frequência da multiparidade no Reino Unido de acordo com a literatura

Autor	País	Período	Taxa % (%)
Attaya [12]	Tunísia (Nabeul)	1997-2003	28.5
Ferchichi [11]	Tunísia (Tunis)	1996-2000	38.8
Rekik [57]	Tunísia (Sfax)	1980-1984	41.4
Metteli [30]	Tunísia (Bizerte)	1987-1992	71
Rahmen [58]	Marrocos	1985	83
Mukasa [59]	Uganda	2005-2006	38
Delafield [60]	Mali	2007-2008	46
Donati [15]	Itália	2014-2016	82.4
A nossa série	CMNM	2017-2021	1

Esta variabilidade nas frequências registadas pode ser explicada por variações nas taxas de mulheres multíparas na população em geral, por outros factores de risco e pela presença de cicatrizes uterinas em particular. São essencialmente as antigas séries tunisinas e os países africanos que apresentam as proporções mais elevadas de mulheres multíparas, devido à ausência de uma política de planeamento da natalidade.

Na nossa série, o fator multiparidade apenas se materializou no grupo do útero saudável com uma taxa de 60%, enquanto que no caso do útero cicatrizado, as mulheres multiparas representaram apenas 5,5%. Isto pode ser explicado pelo facto de a multiparidade e a cicatrização uterina serem dois factores de risco independentes.

1.4.5. Idade gestacional prolongada

Kiran [61] relatou um risco maior de Ruína após 40 dias de amenorréia, enquanto Zelop não encontrou diferença significativa entre Ruína antes e após 40 dias de amenorréia. Em nossa casuística, 25% das mulheres tiveram um termo maior que 41 dias de gestação.

1.4.6. Intervalo intergénico

Fitzpatrick [14] considera que há um risco aumentado de RUP se o intervalo intergenético for inferior a 12 meses. O ACOG recomenda que as pacientes que dão à luz dentro de 18 a 24 meses devem ser informadas sobre o risco de desenvolverem RU [36]. O intervalo intergénico médio na nossa série foi de 13,4 meses, com extremos que variaram de 4 meses a 5 anos.

1.4.7. Cicatrizes uterinas ginecológicas

São geralmente mais fortes do que a cicatriz obstétrica. Na presença de uma cicatriz de miomectomia, a não abertura da cavidade uterina é um critério de solidez. Yaron Gil [62], em 2020, encontrou um risco de UHR na presença de miomectomia de 0,43%. Da mesma forma, uma revisão da literatura em 2015 mostrou que a histeroscopia operatória é suscetível de deixar cicatrizes uterinas que podem ser prejudiciais à rutura [63]. Na nossa série, encontrámos uma história de miomectomia em 7 casos.

1.4.8. Manobra endo-uterina

As manobras endo-uterinas, tais como aspirações para interrupção da gravidez ou revisões uterinas, são consideradas factores de fragilidade uterina [64] e [54]. Tais antecedentes não contra-indicam o parto vaginal, mas os testes uterinos devem ser cautelosos [36] e [34]. Na nossa série, 3 pacientes tinham história de revisão uterina e outras 10 tinham história de aspiração para interrupção da gravidez.

1.4.9. Distensão uterina

- **Macrossomia**: Os dados dos estudos são controversos. El kousy relatou um risco maior de RU se o peso fatal excedesse 4kg [65]. Outros autores, como Zelop e Guyot, não encontraram diferença significativa no risco de rutura na presença de macrossomia fatal [52].

Assim, para o RCOG [66], o peso fatal superior a 4 kg é um fator de risco para rutura. Por outro lado, o ACOG e o SOGC [67] e [68] não encontraram associação entre o peso fatal e o risco desta complicação. Na nossa série, Ona encontrou uma taxa de macrossomia de 16%.

- **Gemelarite**: Para alguns autores, a sobredistensão uterina em caso de gemelarite não é um fator de fragilidade cicatricial [69]. Outros não recomendam o exame uterino em caso de gravidez múltipla, dado o risco acrescido que lhe está associado [70]. Na série aqui relatada, foram registadas duas gestações gemelares.

- **Hidrâmnio**: Alguns autores consideram que o risco de UR em caso de hidrâmnio é elevado [71], mas outros, como Venditelli [69], não consideram o excesso de líquido como um fator de UR e autorizam a realização de testes uterinos neste caso.

1.4.10.   Obesite

Yao R [72], em estudo realizado em 2019, mostrou que a obesidade aumenta o risco de UR em caso de teste uterino, resultados estes semelhantes aos de Filho [17]. O IMC médio das pacientes da nossa série foi de 28,9 e 41% eram obesas.

1.4.11.   Desproporção pélvica fetal - Anomalias pélvicas :

A distócia óssea é uma das principais causas de RU. No nosso estudo registámos 9 casos de pelve patológica, o que corresponde a uma taxa de 15%. Esta taxa foi de 3% no estudo de Attaya [12]. De facto, a natureza subjectiva do exame clínico e a falta de disponibilidade de exames radiológicos da pélvis podem estar na origem da falta de reconhecimento das pélvis distócicas.

- Apresentação viciosa:

As apresentações distócicas aumentam o risco de UR [73].

Na nossa série registámos 7 apresentações diferentes da cefálica, uma das quais transversal. A frequência destas apresentações é de 20% na série de Picaud [74].

Nas suas últimas recomendações para 2020, o colégio francês autoriza a realização de testes uterinos em caso de apresentação de cerco [75].

1.4.12.   Anomalias no fluxo de trabalho

Num estudo realizado na Etiópia em 2020, Mengesha encontrou uma associação entre a presença de distocia dinâmica e a ocorrência de UR [76].

1.4.13.   Outros :

- **Anomalias da placentação :**

Ocorrem principalmente na presença de um útero cicatrizado e são considerados um fator de risco para a UR por vários autores [77] e [14].

- **Manobras obstétricas e parto instrumental** :

Kamoun relata 2 casos de expressão abdominal. Ahmadi, na sua série de UR num útero saudável, relata uma manobra de Moriceau em 2 casos, uma manobra de Jacquemier em 1 caso, uma extração com fórceps em 3 casos e uma versão com extração de uma grande sede para um parto gemelar. Na nossa série, encontramos dois casos de extração instrumental num útero cicatrizado face a um sofrimento fetal agudo.

- **Exposição in utero ao dietilbestrol** :

Alguns autores encontraram um risco mais elevado de UR num útero saudável em doentes expostas in utero ao dietilbestrol devido a hipoplasia uterina [78],

- **Malformação uterina :**

Não registámos nenhum caso de malformações uterinas.

Na literatura, as séries de Bruand [79] em 2020 e Fernandes em 2016 relatam casos raros de UR ocorrendo num útero malformado durante a gravidez.

2. Estudo clínico e circunstâncias da descoberta

2.1 . EF antes do termo

A CU pode ocorrer em qualquer idade gestacional, mas principalmente no final da gravidez e durante o parto, independentemente da presença ou ausência de cicatriz uterina [4], [16], [80] e [14].

Em situações particulares, podem ocorrer casos de UR precoce. Eles são frequentemente descritos em casos de interrupção médica da gravidez no segundo trimestre, gravidez cicatricial e gravidez no corno [81]. Fuchs et all [82] relatam um caso de UR num corno rudimentar aos 18 anos de idade.

De facto, esta condição é muito rara, grave e ocorre principalmente no caso de um útero cicatrizado. Uma série recente de Maymon et al [83] relatou 12 casos de RU pré-termo associados em 83,3% com anomalias de inserção placentária.

Os resultados maternos e neonatais podem ser melhorados através do reconhecimento dos factores de risco e dos sinais clínicos e ecográficos, de modo a fazer o diagnóstico no mais curto espaço de tempo possível e garantir uma intervenção cirúrgica rápida.

Na nossa série, cinco casos de RUontete ocorreram durante o 3º trimestre, representando uma frequência de 8,3% dos casos de RU. Todas as pacientes apresentavam útero cicatricial. A rutura foi segmentar e completa em 3 casos e incompleta em 2 casos. Assim, mesmo uma cicatriz uterina segmentar pode romper-se antes do termo e fora do trabalho de parto. É claro que existem dois factores que podem enfraquecer a cicatriz, nomeadamente a placenta prévia e o hidrâmnio.

Noutras séries tunisinas, Ferchichi [11] relatou um caso de RU numa mulher com um útero unicarpado aos 32 dias de gestação devido a placenta anormalmente aderente e hidrâmnios.

2.2 Rutura uterina a termo (após 37 semanas de gestação)

Na nossa série, a RU foi a termo em 91,7% dos casos. Suspeitou-se de descoberta antes do início do trabalho de parto, durante o trabalho de parto ou imediatamente após o parto.

2.2.1 Descoberta da UR durante o parto

A UR foi produzida durante o trabalho de parto em 87,2% do total de UR a termo e em 96% dos casos de útero cicatricial. Estes resultados são consistentes com a série de Zwart [16] em 2009, em que entre 210 casos de UR 171 casos ou 81,4% foram produzidos durante o trabalho de parto, dos quais: 73% ocorreram durante a primeira fase do trabalho de parto, 18,1% durante a segunda fase do trabalho de parto e 8,8% durante a fase de latência. A idade gestacional média foi de 40,2 SA. Outros autores encontraram, de forma semelhante, uma frequência de 75 a 80% de UR num útero cicatrizado durante um teste uterino [14] e [84].

As anormalidades do ECR foram os sinais mais freqüentemente encontrados nas parturientes (27/48). Na literatura, essas anormalidades são encontradas em 55 a 90% dos EC em útero cicatricial [16], [85] independentemente de mudanças na atividade uterina [86].

A dor abdominopélvica persistente apesar da analgesia ou fora das contracções e de início secundário deve fazer soar o alarme. Pode estar presente em 50 a 70% dos casos [16] e [14]. A metrorragia é um sinal clássico, mas não é constante [87]. Outros sinais podem estar associados à UR, como alterações na dinâmica uterina, conforme descrito por Arulkumaran [88]. Dada a ausência de monitorização sistemática do trabalho de parto por tocografia, não podemos determinar o número real de pacientes com esta anomalia.

Da mesma forma, a não perceção da apresentação é um sinal comum de rutura uterina [89].

A CU num útero saudável apresenta sintomas heterogéneos e inespecíficos, levando a atrasos frequentes no tratamento e a complicações mais graves. A metrorragia instalada no final do trabalho de parto ou no pós-parto imediato deve ser motivo de alarme. Para além disso, alguns autores sugerem que os sintomas são dor resistente à analgesia e hipotensão materna inexplicada [27], [90], [91]. Wang [92] encontrou, em sua série de UR em úteros saudáveis, a presença de anormalidades na FCR em 80% dos casos.

Na literatura tunisina, muitos autores também consideram que o sofrimento fetal agudo é o primeiro sinal sugestivo dessa complicação **(Tabela XXXV)**.

Tabela XXXV: Frequência dos sintomas de UR durante o trabalho de parto nas literatura.

Autor	Metrorragia		SFA		MDCU		AD		Estado de choque	
	NC %	C %	NC %	C %	NC %	C %	NCC %	%	NC %	C %
Attaya [12]	18,2	12,5	18,2	20,8	-	-	18,2	4,1	18,2	12,3
Kaabar[93]	44,4	29,0	-	21,0	-	19,2	44,4	31,0	55,5	8,7
Metteli[30]	28,5	9,0	57,1	12,0	14,3	4,0	14,28	4,0	28,6	4,0
Ferchichi[11]	23,5	33,3	29,4	29,0	11,7	37,5	35,2	25,0	11,7	8,3
Arfaoui[9]	31,2	35,7	43,7	50,0	12,5	7,14	12,5	-	18,7	35,7
A nossa série	40	18	40	50	0	10	0	6	20	4

Com exceção de um SFA, as frequências relatadas no nosso estudo estão no meio ou entre as mais baixas da literatura tunisina.

Isto tem provavelmente a ver com um diagnóstico precoce. O diagnóstico de RU não deve esperar até que o estado de choque se instale. A laparotomia urgente é essencial se houver a mais pequena suspeita de rutura uterina, especialmente se houver anomalias no ritmo cardíaco do feto.

2.2.2. Descoberta da UR antes do parto

A UR foi descoberta fora do trabalho de parto em 7 dos 55 casos, ou seja, em 12,7%. Em todos os casos, tratava-se de um útero cicatrizado. A descoberta foi fortuita em 4 casos durante uma cesariana planeada para um útero com duas cicatrizes e em 3 casos durante uma cesariana de emergência para uma RCF patológica numa doente com um útero sem cicatrizes.

Assim, mesmo fora do trabalho de parto, um FCF anormal deve levantar a suspeita de RU, especialmente se o útero estiver cicatrizado. Da mesma forma, a presença de outros factores de risco, como o número de cicatrizes uterinas (no nosso caso, 4 casos de útero bicarpado), pode revelar a ocorrência de RU.

2.2.3 Descoberta no pós-parto imediato

A RU foi descoberta após o parto em 5 casos, ou seja, em 10% dos casos de RU ocorridos durante o parto e em 8% do número total de casos de RU. Dos casos de CU num útero cicatrizado descobertos após o parto, 2 casos de CU foram descobertos após revisão uterina sistemática na presença de um útero cicatrizado.

Numa série norte-americana [94] que relata 347 casos de CU ocorridos durante a revisão uterina, 11,5% foram diagnosticados após o parto. No entanto, a revisão uterina sistemática já não é recomendada no caso de um útero cicatrizado [34], [91] e [95], exceto na presença de sinais sugestivos de RU: hemorragia, dor pélvica persistente com analgesia e anomalia inexplicável da RCF na segunda parte do trabalho de parto. Assim, a descoberta de RU no período pós-parto imediato não é excecional [5].

3. Lesões anatómicas :

3.1 Tipo de rutura :

A rotura foi incompleta em 61,7% dos casos, ou seja, 65,5% dos úteros com cicatriz e 20% dos úteros saudáveis.

Assim, uma frequência significativamente maior de rutura incompleta foi encontrada nos casos de útero cicatrizado. Estes resultados são consistentes com os da série nacional **(Tabela XXXVII)**.

Tabela XXXVI: Distribuição das rupturas uterinas de acordo com o tipo anatómico da lesão (séries nacionais).

Período	Força de trabalho	Útero com cicatrizes		Útero saudável	
		Completo %	Incompleto %	Completo %	Incompleto %
Kaabar [93] 1986-1989	77	17.5	82.5	70	30
Metteli [30] 1987-1992	32	48	52	70.1	28
Ferchichi [11] 1996-2000	41	8.3	91.6	17.6	82.3
Attaya [12] 1997-2003	35	41.7	58.3	81.8	18.2
A nossa série 2017-2021	**60**	**34.5**	**65.5**	**80**	**20**

Na literatura, Guyot et al [96] encontraram 36 casos de RU incompleta, 69,5% dos quais incompletos, em comparação com 30,5% de RU completa, com uma taxa global de RU completa de 0,4% em partos com cicatriz uterina e 0,5% no caso de testes uterinos.

No entanto, outros estudos, principalmente em países africanos, encontraram taxas mais elevadas de rutura completa [97], [32] devido a uma maior frequência de RU num útero saudável e à falta de monitorização da gravidez e do parto.

3.2 . Site de notícias

A maioria dos autores considera que a localização preferencial do CU é o segmento inferior [98], [59] e [99]. Na nossa série, o CU foi segmentar em 71,7% dos casos. Nas séries tunisinas, a proporção de localização segmentar varia entre 40% e 78% (**Tabela XXXVII**).

Tabela XXXVII: Distribuição das rupturas uterinas de acordo com o local anatómico da lesão na literatura.

Autor	Ano	Segmento	Corpóreo	Segmento do corpo
Kaabar [93]	1986-99	67.5	7.8	24.7
Njim[100]	1982-88	40.62	28.1	31.3
Metteli[30]	1987-92	71.87	9.73	15.62
Arfaoui[9]	1986-93	63.3	3.3	33.3
Marouni[10]	1989-93	58.82	3.92	-
Ferchichi[11]	1996-00	78	2.4	21.9
Attaya[12]	1998-03	65.7	14.2	20
A nossa série	**2017-21**	**71.7**	**23.3**	**5**

Verificou-se que a localização segmentar era significativamente mais frequente nos casos de útero com cicatriz do que nos casos de útero sem cicatriz. De igual modo, verificou-se que o Ru incompleto era segmentar.

Estes resultados são semelhantes aos de NKwey et all [101], que concluíram que, na maioria das vezes, a rutura uterina é uma rutura incompleta, oposta a uma cicatriz segmentar.

Em geral, quando a UR aparece antes do parto, é corporal, enquanto que se ocorre durante o parto é segmentar [102].

3.3 Lesões associadas

Encontrámos cinco lacerações cervicais, três lesões do pedículo uterino, seis feridas da bexiga e quatro lesões vaginais. Attaya, numa série de 35 casos, relatou 5 casos de lacerações cervicais, 2 casos de lesões do pedículo uterino e um caso de rotura do ligamento redondo [12]. Numa série do Mali, Omar Traore registou 3 casos de lesões da bexiga, 28 casos de lesões vasculares e uma lesão cervical[73]. Afirmou que 70% das lesões da bexiga em obstetrícia ocorrem concomitantemente com a rutura uterina. As lesões do pedículo continuam a ser o acidente mais temido, ocorrendo especialmente se a rutura se estender lateralmente [97].

4. Aspectos terapêuticos da UR

Uma vez que a rutura uterina é uma emergência obstétrica, o tratamento deve ser efectuado sem demora, com reanimação pré, per e pós-operatória para garantir uma hemostase correcta das lesões.

4.1 Medidas de reanimação

É essencial que esta complicação seja gerida em consulta com a equipa de cuidados intensivos. O anestesista deve tratar a hemorragia e realizar a anestesia para a extração do feto ao mesmo tempo [103]. O Colégio Francês de Obstetras e Ginecologistas recomenda a anestesia geral com indução em sequência rápida em caso de hemorragia obstétrica grave e a fortiori em caso de rutura [104]. Ao mesmo tempo, o enchimento vascular para compensar o choque hipovolémico é necessário enquanto se aguarda os substitutos do sangue, de acordo com as recomendações de 2004 (1 unidade de RGC/ 1 unidade de FFP). Este tratamento, que deve ser efectuado o mais cedo possível, pode ser resumido da seguinte forma:

- Colocação de dois acessos venosos de bom calibre
- Oxigenoterapia por máscara (3 litros por minuto),
- Infusão rápida de solutos cristalóides ou coloides para compensar a perda volémica,
- Encomenda imediata de glóbulos vermelhos compatíveis.

A transfusão de sangue, embora não isenta de riscos, é frequentemente necessária e o número de concentrados de glóbulos vermelhos reflecte a gravidade da hemorragia. Na nossa série, foram transfundidos 14 doentes e o número médio de concentrados de glóbulos vermelhos foi de 3. Nos casos de hemorragia grave, desenvolve-se uma perturbação da hemostase, associada a coagulação intravascular disseminada (CID). Foi o caso de 4 doentes da nossa série. Esta síndrome de desfibrinação devido à difusão da trombina na circulação gera microtrombos difusos e uma síndrome hemorrágica agravada pela fibrinólise reactiva.

Como explica Bollaert (105), o tratamento deste síndroma desfibrinatório (DIC) baseia-se essencialmente em :

- Plasma fresco congelado (FFP) numa dose de 10 a 15 ml/kg. O PFC é o único produto que fornece a proteína S, o fator C e a metaloprotease do fator Willebrand. A transfusão de FFP está indicada na CIVD com um TP inferior a 35-40%.

- A transfusão de plaquetas só está indicada se a contagem de plaquetas for inferior a 50 g/L.

- No entanto, no caso do fibrinogénio, uma vez que se trata de uma situação de consumo, o rendimento habitual é reduzido. Por conseguinte, não existe uma indicação comprovada para a utilização de fibrinogénio na CID.

Nos 4 doentes que desenvolveram perturbações da hemostase, a transfusão de plasma fresco congelado foi suficiente para corrigir estas perturbações em todos os casos, com um resultado favorável.

4.2 Tratamento cirúrgico

Para a grande maioria dos autores, a laparotomia é essencial para qualquer suspeita de CU sintomática [24]. Este foi o caso de todos os doentes do nosso estudo. No entanto, alguns autores optam pela abstenção em certos casos de UR sob vigilância apertada durante as primeiras 24 horas. Trata-se de deiscências assintomáticas descobertas fortuitamente durante a revisão uterina e que não necessitam de reparação cirúrgica dada a ausência de impacto de um procedimento cirúrgico nos riscos imediatos [91] . A intervenção deve imperativamente ter em conta certos parâmetros: a idade da paciente, a sua paridade, a extensão das lesões, os riscos para futuras gravidezes, os recursos e sobretudo a experiência da equipa obstétrica [5].

4.2.1. Cirurgia radical (histerectomia)

A histerectomia foi o tratamento recomendado para a CU até à década de 1980. Atualmente, está principalmente indicada nos casos em que a reparação falhou ou é impossível [89]. 6% dos casos da nossa série foram submetidos a histerectomia. Esta frequência varia consoante os autores **(Tabela XXXIII)**.

A nossa é uma das mais baixas. Este facto pode ser explicado pela rapidez do tratamento e pela necessidade de preservar a fertilidade em mulheres jovens com baixa paridade o mais rapidamente possível. Para a maioria dos autores, além do seu carácter mutilante, a histerectomia por hemostase é o tratamento mais eficaz da UR [106] . Representa a melhor alternativa terapêutica na ausência de desejo de gravidez.

As histerectomias na nossa série foram totais no caso de útero saudável, ou seja, uma taxa de 3,3%, ao passo que foram subtotais no caso de útero cicatricial. Isto pode provavelmente ser explicado pelo facto de a extensão das lesões no caso de um útero cicatricial ser menor, permitindo a histerectomia subtotal. Nas séries tunisinas [11], [107] e [12], a frequência da histerectomia total é mais elevada: 4,8%, 18,75% e 17,1%, respetivamente.

A histerectomia total apresenta 3 grandes dificuldades em relação à histerectomia subtotal: descolamento do peritoneu pré-vesical, dissecção do colo do útero devido à impregnação da gravidez e hemostasia das artérias cérvico-vaginais [108].

4.2.2 Cirurgia conservadora

O tratamento conservador deve ser efectuado quando a reparação uterina é possível. Tem a vantagem de ser fácil e rápido e de preservar a fertilidade [81]. [87]   . Na nossa série, a sutura simples foi efectuada em 93% dos casos. Esta taxa está de acordo com os resultados de Guyot, Yap e Diaz [96], [109].

Na literatura, a frequência de suturas simples varia entre 5,3% e 100% (**Tabela XXXVIIII**).

Tabela XXXVIII: Distribuição das CU de acordo com os procedimentos cirúrgicos efectuados

Autores	País	Sutura %	Histerectomia %
Chamiso [110]	Etiópia	5,3	94,7
Solton MH [111]	Arábia Saudita	72,7	27,3
Gombert [97]	Senegal	5,7	94,3
Boutaleb [112]	Marrocos	83	17
Champault [113]	Camarões	53	47
Bohoussoa [32]	Costa do Marfim	37,6	62,4
Drobo A [114]	Mali	84	16
Ozdimir [115]	Turco	29,4	70,6
Diallo FB [116]	Níger	56	44
Picaud [74]	Gabão	53,6	46,4
Guyot [96]	França	100	0
Yap [109]	Estados Unidos	90,5	9,5

A ligadura tubária é efectuada em 15% dos casos de tratamento conservador, enquanto que noutras séries tunisinas a taxa é de 37,5% na série Drira [107],

32,4% na série Attalah [117] e 55% na série Kamoun [8].

Naturalmente, a sutura simples combinada com a esterilização tubária tem a vantagem de ser um procedimento hemostático fácil e rápido, e ajuda a prevenir o risco de recorrência, que alguns estimam em 4% a 19% numa gravidez subsequente [81].

No entanto, o aumento das exigências médicas faz com que a laqueação das trompas seja, provavelmente, cada vez menos praticada. Isto deve-se ao facto de a decisão ser tomada de emergência durante a operação, sem que o casal seja previamente informado.

5. Prognóstico

5.1 Prognóstico materno

5.1.1 Mortalidade materna

A mortalidade materna na nossa série foi de 0%. Isso atesta a melhoria dos cuidados obstétricos e das instalações técnicas adequadas. Estes resultados são consistentes com países com um nível socioeconómico elevado, onde as taxas de mortalidade são baixas, como nos seguintes estudos: Chang em 2020: 0% [18]; e Zwart em 2010: 0% [16].

No relatório da AHRQ publicado em 2015, dos oito estudos incluídos, não foram registadas mortes maternas entre os casos de UR [118].

No entanto, outros estudos mostram que a mortalidade materna não é nula. É o caso dos países com baixo desenvolvimento socio-sanitário, onde se registam taxas de : 11,26% no estudo efectuado na Costa do Marfim por Abauleth [119], 14% num estudo efectuado no Burkina Faso por Lankoande [21] e 17,1% no estudo efectuado na África Central por Sepou [120].

Vários autores estimam um maior risco de mortalidade quando a rotura uterina ocorre num útero saudável [27] e [16].

Este facto deve-se provavelmente à implausibilidade do diagnóstico, ao atraso no tratamento e à extensão das lesões.

Atualmente, estão a ser envidados grandes esforços em todo o mundo para promover a saúde materna e reduzir a taxa de mortalidade, actuando sobre os factores de risco. Como resultado, muitos países, como a França, conseguiram reduzir a mortalidade materna por hemorragia, uma das principais complicações da RU. O último relatório do inquérito nacional em França sobre a mortalidade materna entre 2013-2015 mostrou uma diminuição significativa da mortalidade materna devido à hemorragia obstétrica, com o rácio de mortalidade a cair de 1,6 para 1 entre 2007 e 2015 [121].

5.1.2: Morbilidade materna :

Mesmo que o prognóstico seja favorável à vida, a UR continua a ter uma série de complicações, principalmente hemorrágicas e infecciosas.

5.1.2.1.　Anémia

A anemia pós-operatória foi encontrada em 19 casos, uma taxa de 31,7%. No entanto, o nível de hemoglobina não pode ser usado como um reflexo da perda de sangue porque os pacientes são frequentemente transfundidos no intra-operatório. Na literatura, a transfusão de sangue é necessária em 20-55% dos casos [99].

5.1.2.2.　Infeção

Na nossa série, foram encontradas complicações infecciosas pós-operatórias em 3,3% dos casos. Estas foram infecções da parede. Alguns autores relatam até casos de peritonite pós-operatória. Este é o caso de Taleb que relatou 2 casos em 67 UR.

5.1.2.3.　Complicações tromboembólicas

Estas complicações são graves mas raras, graças à profilaxia sistemática efectuada no nosso centro. Não registámos nenhum caso desta complicação.

5.1.2.4.　Complicações cirúrgicas

Registámos sete lesões da bexiga no nosso estudo. Na literatura, as lesões urológicas são descritas em 4 a 6% dos casos [122]. Outras complicações cirúrgicas têm sido relatadas com frequência variável: Taleb

[123] descreveram dois casos de fístulas vesico-vaginais e Rahman [58], em Marrocos, descreveu 13 casos de fístulas urogenitais entre 96 casos de UR.

5.1.2.5.　Complicações psicológicas

A qualidade da comunicação, o respeito pela privacidade da mulher e a consideração da sua experiência de parto são componentes importantes na gestão de qualquer parto, mesmo nas emergências obstétricas [116]. Como a rutura uterina está associada a uma alta taxa de mortalidade materna, é uma experiência traumática para algumas mulheres.

Na nossa série, 60% das mulheres tiveram uma má experiência de parto. Foram referidos vários problemas psicológicos: fadiga extrema, problemas de apetite, agressividade e problemas de comportamento. Este facto pode ser explicado por uma falta de reconhecimento da importância do apoio psicológico às parturientes face a uma situação de risco de vida. Estes resultados são consistentes com um inquérito tunisino realizado nas maternidades de Tunes, que avaliou a satisfação das parturientes após o parto [124].

5.1.2.6.　prognóstico da fertilidade :

De acordo com as recomendações da CNGOF 2012 sobre o parto num útero cicatrizado, não há contraindicação para uma nova gravidez em mulheres que tiveram uma rutura uterina [125]. No entanto, a mulher deve ser informada desse risco. Na nossa série, registámos 18 gravidezes.

5.2 . Prognóstico perinatal

5.2.1. Mortalidade do transporte de mercadorias

A mortalidade perinatal varia de acordo com a série entre 8,7 e 14% [16], [87], [126]. Chang encontrou uma taxa de 16% comparável aos resultados do estudo INOSS em 2019 [36]. Guise JM encontrou uma taxa de mortalidade de 8% numa revisão da literatura que incluiu 21 estudos em 2020. Em países sub-medicalizados, a mortalidade perinatal pode atingir 90-100% [23].

O prognóstico fatal é diferente consoante o útero seja saudável ou cicatrizado. De facto, nas rupturas num útero cicatrizado o prognóstico é menos grave e a taxa de mortalidade varia de 0 a 20% [8].

Uma revisão da literatura revelou a frequência da mortalidade perinatal em vários países. Todos estes resultados são apresentados no **Quadro XXXIX.**

Tabela XXXIX: Taxas de mortalidade perinatal entre os casos de UR na literatura

Autor	Ano	País	Força de trabalho	Mortalidade
Ferchichi [11]	1996-2000	Tunísia	41	25
Attaya [12]	1997-2004	Tunísia	35	8,5
Giuliano [87]	1987-2009	França	52	13,6
Sayed Ahmed [127]	1993-2012	Egipto	49	12,2
Donati [15]	2014-2016	Itália	74	18.9
Traore [73]	2016-2017	Mali	98	54,1
Chang [18]	2008-2018	Nova Zelândia	32	15,6

5.2.2. Morbilidade do frete

O prognóstico fatal depende do momento em que a rutura é descoberta e da rapidez com que é tratada. Fitzpatrick [14] descobriu que 15% dos recém-nascidos não decompostos desenvolveram outra complicação importante, como encefalopatia neonatal ou dificuldade respiratória. A asfixia neonatal estava presente em 31% dos casos num estudo realizado nos Países Baixos [16]. No nosso estudo, a taxa de morbilidade (definida por uma pontuação de APGAR inferior a 7 aos 5 minutos) foi de 0,3%. Attaya em [12] relatou uma taxa de morbidade perinatal de 2,9% e Kamoun em [8] mostrou que essa taxa era de 20%.

6. Recomendações

A gravidade da rotura uterina implica a adoção de medidas para prevenir a sua ocorrência e melhorar o prognóstico materno-fetal:

■ Planeamento da natalidade para reduzir o número de interrupções voluntárias da gravidez, um fator que enfraquece a parede uterina, e para evitar gravidezes múltiplas.

■ Educação para a saúde: incentivar as mulheres grávidas a fazerem controlos regulares da sua gravidez, melhorando simultaneamente a qualidade do acompanhamento para detetar os factores de risco de rutura uterina.

■ Um sistema de controlo das transferências de parturientes, a fim de evitar sobrecarregar as maternidades de segundo e terceiro nível com casos de transferências abusivas, que só podem reduzir a vigilância da equipa obstétrica em relação às pacientes em risco de rutura uterina.

■ Sensibilizar o pessoal médico e paramédico para os riscos da rutura uterina, especialmente nas maternidades de primeira linha, para garantir que os casos de risco de rutura uterina sejam transferidos o mais rapidamente possível.

■ Uma indicação bem ponderada para a primeira cesariana porque determina o prognóstico obstétrico da mulher

■ Abandono da cesariana corporal. Se não for o caso, deve ser proposta uma laqueação das trompas.

■ Acompanhamento regular da gravidez e da evolução do trabalho de parto, especialmente no caso de um útero com cicatrizes.

6.1. Durante a gravidez

■ Todas as distócias de origem materna ou ovárica devem ser detectadas antes de a grávida entrar em trabalho de parto.

■ No caso de um útero cicatrizado, o relatório da operação deve estar disponível e deve especificar: a indicação para a cesariana anterior, a localização do útero, o tipo de útero e o tipo de operação.
a histerotomia (segmentar ou corporal), o seu tipo, a técnica de sutura e a evolução pós-operatória.

■ Deve ser reconhecida uma indicação permanente para o parto vaginal e, neste caso, deve ser efectuada uma cesariana iterativa antes do início do trabalho de parto.

■ Na ausência de um relatório operatório, é necessário interrogar a doente de forma mais aprofundada, a fim de esclarecer as circunstâncias do parto e as sequelas operatórias.

■ Verificar o relatório de uma miomectomia e interrogar a doente mais detalhadamente para não deixar passar uma cicatriz frágil que a mulher subestima.

■ A cesariana profiláctica deve ser indicada quando existe mais do que uma cicatriz uterina.

■ Uma vez excluídas as indicações para cesariana profiláctica, procede-se a um teste uterino, sob vigilância apertada da gravidez e do trabalho de parto. Deve ser efectuada sistematicamente uma radiografia pélvica e uma avaliação do peso fatal no 3^{ieme} trimestre para garantir que não existe macrossomia fatal e que a pélvis está normal.

6.2. Durante o trabalho

Recomendações sobre um útero saudável:

■ O partograma deve ser monitorizado de perto para detetar quaisquer anomalias durante o trabalho de parto.

■ Procurar sinais de distocia, desproporção feto-pélvica e avaliar a pélvis.

■ As manobras obstétricas intempestivas não devem continuar a ser vistas. A infusão de ocitocina deve ser automatizada.

■ Evitar intervenções vaginais antes da dilatação completa.

■ Formar obstetras e parteiras para reconhecerem os sinais de rutura uterina.

■ *Recomendações para o útero cicatrizado*

■ Uma mulher com um útero cicatrizado deve ser operada num ambiente adequado com uma sala de operações funcional.

■ O teste uterino deve ser rigorosamente monitorizado e a frequência cardíaca fatal e a dinâmica uterina devem ser registadas por tocografia externa.

■ O teste uterino deve ser interrompido à mais pequena anomalia durante o trabalho de parto.

o Qualquer dor abdominal de início secundário ou que não responda à analgesia pode ser um sinal de alerta de rutura uterina.

■ Devem ser optimizadas técnicas cirúrgicas adequadas durante uma cesariana, e recomendamos uma sutura de dupla camada para evitar o risco de UR, especialmente quando a cesariana é realizada fora do trabalho de parto.

6.3. Após o parto

❖ Todas as mulheres submetidas a cesariana devem ter um relatório operatório que inclua a indicação para a cesariana, o tipo de incisão e suturas e a história pós-operatória.

❖ Todas as mulheres devem ser instruídas sobre a necessidade de uma contraceção eficaz para espaçar as gravidezes e informadas sobre o risco de rutura uterina se ocorrer uma gravidez no prazo de 18 a 24 meses.

7. Limitações e pontos fortes do estudo

- Os pontos fracos do nosso estudo são

♦ Uma análise retrospetiva dos ficheiros. De facto, os dados são muitas vezes incompletos e certos parâmetros não são recolhidos, como a técnica de incisão utilizada durante a cesariana anterior e o seguimento pós-operatório.

♦ O tamanho limitado da amostra, que dificulta a análise estatística.

♦ ♦♦ O carácter monocêntrico do estudo

- Destaques:

O nosso estudo constitui o primeiro do género no nosso departamento a estudar esta patologia e a descrever as suas características epidemiológicas, clínicas e prognósticas na presença ou ausência de cicatriz uterina.

Entre os pontos fortes do nosso estudo está o aspeto multidimensional que nos permitiu responder às várias questões relacionadas com a rotura uterina (aspectos epidemiológicos, terapêuticos e prognósticos).

5 Conclusão

A rotura uterina é definida como a interrupção não cirúrgica, completa ou incompleta, do corpo ou do segmento inferior do útero grávido.

Trata-se de uma complicação hemorrágica grave do parto que pode comprometer seriamente o prognóstico vital da mãe, podendo mesmo ser fatal.

É rara e a sua frequência é um bom indicador do nível de medicalização de um país. Embora se tenha tornado uma exceção nos países desenvolvidos, continua a ser uma prerrogativa dos países subdesenvolvidos.

Na Tunísia, contribui para a mortalidade materna, apesar dos esforços de prevenção. O diagnóstico é exclusivamente clínico e o tratamento pode ser mutilante.

O objetivo deste estudo é analisar o perfil epidemiológico e clínico da rutura uterina, bem como as diferentes modalidades terapêuticas e os elementos de prognóstico materno-fatal, a fim de propor recomendações que visem à redução da freqüência desta complicação em nosso país.

Realizámos um estudo retrospetivo, descritivo, unicêntrico, transversal e analítico no centro de maternidade e neonatologia de Monastir durante um período de 5 anos, de 1 de janeiro de 2017 a 31 de dezembro de 2021.

Também realizámos um inquérito retrospetivo às pacientes incluídas no nosso estudo para avaliar as suas experiências de parto e a sua sexualidade pelo menos 6 meses após o parto.

Incluímos todas as pacientes com rutura uterina durante o período do estudo. Um total de 60 casos foi incluído. Para cada paciente, coletamos dados epidemiológicos, antecedentes gineco-obstétricos e dados clínicos. Também relatámos o diagnóstico positivo, o tratamento terapêutico e o prognóstico.

Durante este período, registámos 28.546 partos e 9996 cesarianas (35,1%). A taxa de rutura uterina foi de 2,13^.

Em 55 casos, a rotura uterina ocorreu num útero cicatrizado, ou seja, uma frequência de 91,6%, dos quais 41 casos eram de doentes com útero unicarpelar. A média de idade das pacientes foi de 38,88 anos, com extremos de 18 e 42 anos, e 41,6% eram obesas. A paridade média foi de 2,57, com extremos de 2 a 5. 60% das pacientes eram de origem urbana e 31,6% das gestações foram mal acompanhadas. A miomectomia prévia estava presente em 7 pacientes com cicatrizes (11,6%). Cinco casos de rutura ocorreram antes de 37 SA, entre 34 e 36. Todas as pacientes apresentavam útero cicatricial e o sinal clínico de rutura foi uma RCF patológica em 4 casos. A rotura foi segmentar-corporal e completa em 3 casos e segmentar incompleta em 2 casos. O tratamento foi cirurgia conservadora em 4 pacientes e houve um caso de histerectomia por hemorragia pós-parto que recusou tratamento médico.

Dos 55 casos que ocorreram após 37 semanas de gestação, 40 pacientes, ou 66,7% do total, estavam a termo. Catorze pacientes tiveram um termo prolongado e uma estava a termo. O sinal clínico mais comum foi um RPF anormal para os casos de útero sadio e cicatricial. Registámos 12,7% de rupturas fora do trabalho de parto, 4 das quais foram descobertas incidentalmente durante uma cesariana planeada para um útero com duas cicatrizes.

A maioria dos casos de RU foi descoberta durante o trabalho de parto, ou seja, 78,1% da taxa total, e 71% dos casos de RU num útero cicatrizado. As rupturas num útero saudável ocorreram após a dilatação completa e no pós-parto em 80% dos casos. O trabalho de parto foi induzido em 25% da taxa global de RU e em 80% das RU num útero saudável. Registámos 2 partos instrumentais num útero cicatrizado para uma RCF declarada com dilatação completa e 48 pacientes que deram à luz por cesariana de emergência.

O CU estava incompleto em 61,7% dos casos. Em contraste com o útero saudável, a maioria do CU no útero cicatricial estava incompleto, com frequências de 20% e 65,5%, respetivamente. A diferença foi estatisticamente significativa. O local da rotura uterina foi corporal ou segmentar-corporal em 28,3%. Este local esteve envolvido em 21,8% das rupturas uterinas em útero cicatricial e em 100% das rupturas uterinas em útero não cicatricial. A diferença foi estatisticamente significativa.

O local da rutura foi segmentar em 89,2% das rupturas incompletas e em 43,5% das rupturas uterinas completas. A diferença foi estatisticamente significativa. Da mesma forma, a sede era corpórea em 40% das rupturas uterinas ocorridas fora do trabalho de parto, em comparação com 26% das rupturas uterinas ocorridas durante o trabalho de parto. No entanto, a diferença não foi significativa.

As lesões associadas à rotura uterina foram as seguintes: lesões cervicais (8,3% dos casos), lesões do pedículo uterino (5% dos casos) e lesões vaginais (6,7% dos casos).

O tratamento cirúrgico conservador com suturas simples foi efectuado em 93,3% dos casos. A ligadura tubária associada foi efectuada em 15% dos casos. A histerectomia para hemostase foi necessária em 6% das doentes, ou seja, 3,6% das rupturas uterinas em úteros cicatrizados e 40% das rupturas uterinas em úteros não cicatrizados.

A transfusão de sangue foi utilizada em 14 doentes. O número médio de concentrados de glóbulos vermelhos transfundidos foi de 3, com extremos que variaram entre 2 e 6 concentrados de glóbulos vermelhos.

A mortalidade materna foi de 0%. As complicações intra-operatórias incluíram hemorragia em 11 casos e lesão da bexiga em 6 casos.

Registámos as seguintes complicações pós-operatórias: anemia em 31,7% dos casos, infeção do trato urinário em 6,7% dos casos e hospitalização prolongada em 30% dos casos.

Sessenta pacientes tinham tido uma má experiência de parto. Os problemas psicológicos foram representados por um cansaço extremo em 55% das pacientes inquiridas, um problema de apetite em 22% dos casos e uma agressividade em 15% dos casos. O tempo médio de retoma da atividade sexual foi de 2,9 meses.

Em termos de fatalidade, a taxa de mortalidade perinatal foi de 11%. Em 30% dos casos, registámos um índice de Apgar inferior a 7 aos 5 minutos. O prognóstico fatal foi significativamente menos grave nos casos de rutura uterina num útero cicatrizado.

No final deste estudo, com base na nossa experiência e na revisão da literatura, propusemos recomendações práticas para reduzir a incidência desta complicação obstétrica no nosso país.

No final deste trabalho, podemos concluir que a rotura uterina é uma patologia potencialmente grave, que pode ser fatal ou colocar a vida em risco. O diagnóstico precoce é essencial para um tratamento adequado.

6 Referências

1. Fox NS, Gerber RS, Mourad M et al. Resultados da gravidez em pacientes com rutura uterina prévia ou deiscência. Obstet Gynecol 2014; 123: 785-789.
2. Vandenberghe G, De Blaere M, Van Leeuw V, Roelens K, Englert Y, Hanssens M, et al. Estudo de coorte de base populacional a nível nacional de rutura uterina na Bélgica: resultados do Sistema de Vigilância Obstétrica Belga. BMJ Open. maio de 2016;6(5):e010415.
3. Al-Zirqi I, Daltveit AK, Forsen L, Stray-Pedersen B, Vangen S. Fatores de risco para rutura uterina completa. Am J Obstet Gynecol. Fev2017; 216(2):165.e1-165.e8.
4. Hofmeyr GJ, Say L, Gulmezoglu AM. Revisão sistemática da OMS sobre mortalidade e morbilidade maternas: a prevalência da rutura uterina. BJOG IntJ Obstet Gynaecol. setembro de 2005; 112(9) :1221-8.
5. Fatfouta I, Villeroy de Galhau S, Dietsch J, Eicher E, Perrin D. Spontaneous uterine rupture in a healthy uterus during labour: a case report and review of the literature. J Gynecologie Obstetrique Biol Reprod. abril de 2008;37(2):200-3.
6. tej dellagi. Tej Dellagi Rafla, Bougatef Souha, Ben Salah Faygal, Ben Mansour Nadia, Gzara Ahlem, Gritli Ibtissem, Ben Romdhane H, Rachdi MT. l 'enquete nationale tunisienne sur la mortalite maternelle de 2010: a propos des données de Tunis. La Tunisie Medicale - 2014; Vol 92 (n°08): 560-566.
7. MICS 4 Inquérito de Indicadores Múltiplos por Grupos (2011-2012).
8. Kamoun M. Les ruptures uterines a la maternite de Sfax. These Medecine Sfax 1994: 40.
9. Arfaoui F. les ruptures uterines a propos de 30 cas a la maternite de l'hopital Menzel Bourguiba de janvier 1986a decembre 1993.These Medecine Tunis 1994 :201.
10. Marouni S. Les ruptures uterines a propos de 51 cas vus a la maternite de Monastir. These Medecine Monastir 1995: 261.
11. Ferchichi Nabil. Rupture uterine a propos de 41 cas su service A du centre de maternite et de neonatologie de la Rabta. These medecine Tunis 2001:102.
12. Attaya S. Rutura uterina: epidemiologia, prognóstico e tratamento (Cerca de 35 casos). These Med Monastir 2005 TH/MO1364.
13. Hammami F. Les ruptures uterines propos de 38 cas. Experiência da maternidade do Hospital Militar de Túnis.2004 :319.
14. Fitzpatrick KE, Kurinczuk JJ, Alfirevic Z, Spark P, Brocklehurst P, Knight M. Rutura uterina por modo de parto pretendido no Reino Unido: um estudo nacional de controlo de casos. PLoS Med. 2012;9(3): e1001184.
15. Donati S, Fano V, Maraschini A. Rutura uterina: resultados de um estudo prospetivo de base populacional em Itália. Eur J Obstet Gynecol Reprod Biol. setembro de 2021; 264:70-5.
16. Zwart JJ, Richters JM, Ory F, de Vries JIP, Bloemenkamp KWM, van Roosmalen J. Uterine rupture in The Netherlands: a nationwide population-based cohort study. BJOG Int J Obstet Gynaecol. Jul 2009;116(8):1069-78; discussão 1078-1080.
17. Figueiro-Filho EA, Gomez JM, Farine D. Fatores de Risco Associados à Rutura e Deiscência Uterina: Um Estudo Transversal Canadense. Rev Bras Ginecol E Obstetricia RBGO Gynecol Obstet. Nov 2021;43(11):820-5.

18. Chang Y. Rutura uterina ao longo de 11 anos: um estudo descritivo retrospetivo. Aust N Z J Obstet Gynaecol. outubro de 2020;60(5):709-13.

19. Wan S, Yang M, Pei J, Zhao X, Zhou C, Wu Y, et al. Resultados da gravidez e factores associados à rutura uterina: um estudo retrospetivo de base populacional de 8 anos. BMC Pregnancy Childbirth. Dez 2022;22(1):91.

20. Getahun WT, Solomon AA, Kassie FY, Kasaye HK, Denekew HT. Rutura uterina entre mães admitidas para cuidados obstétricos e fatores associados em hospitais de referência do estado regional de Amhara, estudo transversal baseado em instituições, norte da Etiópia, 2013-2017. PloS One. 2018 ;13(12): e0208470.

21. Lankoande J, Oijedraogo C, Toure B, Ouedraogo A, Dao B, Kone B. Les ruptures uterines obstetricales a la maternite du centre hospitalier national de Ouagadougou: A propos de 80 cas colliges en une annee d'activite obstetricale.1998 [cite 10 aout 2022];

22. Vangeenderhuysen C, Souidi A. Rupture uterine sur uterus gravide: étude d'une serie continue de 63 cas a la maternite de référence de Niamey (Niger). Medecine Trop Rev Corps Sante Colon. 2002 ;62(6):615-8.

23. Gueye I, thiam m, niang m, sarr fr, ba p, mahamat s, et al. Ruptures uterines a l'hopital regional de Thies (Senegal). j sago. 1 jan 2016; 17:28-32.

24. Balde IS, Sylla I, Diallo MH, Diallo IT, Diallo FB, II Sow A, et al. Evolution des Ruptures Uterines a la Maternite de L'hopital National Ignace Deen (Chu de Conakry). Medecine Trop Sante Int. 29 Jan 2021 ;1(1):ZY14-QG95.

25. Abiodun P. A, Ijaiya MDA, Yahaya UR. Ruptured Uterus: A Study of 100 Consecutive Cases in Ilorin, Nigeria (Útero roto: um estudo de 100 casos consecutivos em Ilorin, Nigéria). J Obstet Gynaecol Res. Dez 2001;27(6):341-8.

26. Elkady AA. Elkady AA, Bayomy HM, Bekhiet MT, Nagib HS, Wahba AK. Uma revisão de 126 casos de rutura do útero gravídico. Int Surg 1993;78(3):231-5.

27. Ahmadi S, Nouira M, Bibi M, Bouguizane S, Saidi H, Chaib A, et al. Uterine rupture in healthy pregnant uterus. A propos de 28 cas. Gynecologie Obstetrique Fertil. Sept 2003 ;31(9):713-7.

28. Al-Zirqi I, Daltveit AK, Vangen S. Resultado infantil após rutura uterina completa. Am J Obstet Gynecol. Jul 2018;219(1): 109.e1-109.e8.

29. Zhan W, Zhu J, Hua X, Ye J, Chen Q, Zhang J. Epidemiologia da rutura uterina entre mulheres grávidas na China e desenvolvimento de um modelo de previsão de risco: análise de dados de um estudo multicêntrico e transversal. BMJ Open. 29 de novembro de 2021; 11 (11): e054540.

30. Metteli MS. Contribution a l'etude des ruptures uterines sur une periode de 5 ans a la maternite de Bizerte a propos de 32 cas. These Med. Tunis1992:201.

31. Bayo A Les ruptures uterines a propos de 58 cas recenses a l'hopital Gabriel Toure. These de Medecine, Bamako, 1991, No1.

32. Bohoussou K, Houphouet K.B., Anoma M. Sangaret M. A. Rutura uterina durante o parto. A propos de 128 cas Afr.Med. 1978, 17, (162), 467-478.

33. Parant O. Rutura uterina: previsão, diagnóstico e tratamento. J Gynecologie Obstetrique Biol Reprod. dec 2012;41(8):803-16.

34. Carbonne, B., Frydman, R., Goffinet, F., Pierre, F., Subtil, D., d'Ercole, C. Truffert, P. (2000). Recomendações para a prática clínica: consequências e indicações da cesariose. CNGOF; 2000.

35. Agência para a Investigação e Qualidade dos Cuidados de Saúde. Parto vaginal após cesariana: novos conhecimentos. Publicação AHRQ n.º 10-E003 2010.
36. Boletim Prático ACOG nº 205: Parto vaginal após parto por cesariana. Obstet Gynecol. fevereiro de 2019;133(2): e110-27.
37. Royal College of Obstetricians and Gynecologists (Colégio Real de Obstetras e Ginecologistas). Nascimento após cesariana anterior. Green-Top Guideline, 2007 (www.rcog.org.uk).
38. Tahseen S, Griffiths M. Vaginal birth after two caesarean sections (VBAC-2)-a systematic review with meta-analysis of success rate and adverse outcomes of VBAC-2 versus VBAC-1 and repeat (third) caesarean sections. BJOG. 2010;117(01):5-19. Doi: 10.1111/j.1471-0528.2009.02351.x.
39. Clark SL. Rutura de útero cicatrizado. Obstet Gynecol Clin North Am 1988;15;4737- 45.
40. Roberge S, Demers S, Girard M, Vikhareva O, Markey S, Chaillet N, et al. Impacto do fechamento uterino na espessura miometrial residual após cesariana: um estudo controlado randomizado. Am J Obstet Gynecol. abril de 2016;214(4): 507.e1-507.e6.
41. Macones GA, Cahill AG, Stamilio DM, Odibo A, Peipert J, Stevens EJ. Can uterine rupture in patients attempting vaginal birth after cesarean delivery be predicted? Am J Obstet Gynecol 2006; 195:1148-52.
42. Jastrow, N., et al, Sonographic lower uterine segment thickness and risk of uterine scar defect: a systematic review (Espessura ultra-sonográfica do segmento uterino inferior e risco de defeito na cicatriz uterina: uma revisão sistemática). J Obstet Gynaecol Can, 2010. 32(4): p. 321-7.
43. Stirnemann, J.J, et al, Avaliação da cicatriz uterina no primeiro trimestre por ultrassom transvaginal. Am J Obstet Gynecol, 2011. 205(6): p. 551 e1-6.
44. Lim AC, Kwee A, Bruinse HW. Gravidez após rutura uterina: relato de 5 casos e revisão da literatura. Obstet Gynecol Surv 2005; 60:613-7.
45. Usta IM, Hamdi MA, Musa AA, Nassar AH. Resultado da gravidez em pacientes com rutura uterina prévia. Ata Obstet Gynecol Scand 2007; 86:172-6.
46. Chibber R, El-Saleh E, Al Fadhli R, Al Jassar W, Al Harmi J. Rutura uterina e resultado subsequente da gravidez - quão seguro é? Um estudo de 25 anos. J Matern-Fetal Neonatal Med Off J Eur Assoc Perinat Med Fed Asia Ocean Perinat Soc Int Soc Perinat Obstet. maio de 2010;23(5):421-4.
47. Traore Y. Les ruptures uterines a l'hopital national du point G: facteurs influengant le pronostic materno foetal et mesures prophylactiques a propos de 180 cas. These de Medecine Bamako, 1996, n) 27.
48. Lydon-Rochelle M, Holt VL, Easterling TR, Martin DP. Risk of uterine rupture during labor among women with a prior cesarean delivery. N Engl J Med. 5 Jul 2001;345(1):3-8.
49. Lamourdedieu C, Gnisci A, Agostini A. Risco de rutura uterina após a maturação de cicatrizes uterinas por cateter balão. J Gynecologie Obstetrique Biol Reprod. maio de 2016;45(5):496-501.
50. Ravasia DJ, Wood SL, Pollard JK. Uterine rupture during induced trial of labor among women with previous cesarean delivery. Am J Obstet Gynecol. Nov 2000;183(5):1176-9.

51. Landon MB, Grobman WA. O que aprendemos sobre o ensaio de trabalho de parto após cesariana do registro de cesariana das unidades de medicina materno-fetal. Semin Perinatol. agosto de 2016;40(5):281 -6.

52. Zelop CM, Shipp TD, Cohen A, Repke JT, Lieberman E. Trial of labor after 40 weeks' gestation in women with prior cesarean section. Obstet Gynecol. março de 2001;97(3):391-3.

53. Phuapradit W, Herabutya Y, Saropala N. Rutura uterina e indução do parto com prostaglandinas. J Med Assoc Thai 1993 May;76(5): 292-5.

54. Sweeten KM. Sweeten KM, Graves WK, Athanassiou A. Rutura espontânea do útero não cicatrizado. Am J Obstet Gynecol 1995;172(6):1851-5.

55. Kone M., Diarra S. Rutura uterina durante a gravidez Encycl Med Chir(Paris-France),Obstetrique,5-080-A-10,1995:7.

56. Vilchez G, Nazeer S, Kumar K, Warren M, Dai J, Sokol RJ. Epidemiologia contemporânea e novos preditores de rutura uterina: um estudo nacional de base populacional. Arch Gynecol Obstet. nov 2017;296(5):869-75.

57. Rekik S, Halouani L. Les ruptures uterines a la maternite de Sfax. A propos de 72 cas de 1980 a 1984. [Cite 30 aout 2022].

58. Rahman J, Al-Sibai MH, Rahman MS. Rutura do útero durante o trabalho de parto. Uma revisão de 96 casos. Ata Obstet Gynecol Scand. 1985;64(4):311 -5.

59. Mukasa PK, Kabakyenga J, Senkungu JK, Ngonzi J, Kyalimpa M, Roosmalen VJ. Rutura uterina num hospital universitário em Mbarara, no oeste do Uganda, estudo de controlo de casos não comparados. Reprod Health. 29 de maio de 2013;10(1):29.

60. Delafield R, Pirkle CM, Dumont A. Preditores de rutura uterina numa grande amostra de mulheres no Senegal e no Mali: análise transversal dos dados do ensaio QUARITE. BMC Pregnancy Childbirth. 1 Nov 2018;18(1):432.

61. Kiran TSU, Chui YK, Bethel J, Bhal PS. Is gestational age an independent variable affecting uterine scar rupture rates? Eur J Obstet Gynecol Reprod Biol. 1 de maio de 2006;126(1):68-71.

62. Gil Y, Badeghiesh A, Suarthana E, Mansour F, Capmas P, Volodarsky-Perel A, et al. Risco de rutura uterina após miomectomia por laparoscopia ou laparotomia. J Gynecol Obstet Hum Reprod. outubro de 2020;49(8):101843.

63. Stankova T, Ganovska A, Stoianova M, Kovachev S. [Complicações da histeroscopia diagnóstica e operatória - Revisão]. Akush Ginekol (Sofiia). 2015;54(8):21-7.

64. Gibbins, K. J., Weber, T., Holmgren, C. M., Porter, T. F., Varner, M. W., & Manuck, T. A. (2015). Morbidade materna e fetal associada à rutura uterina do útero não cicatrizado. American journal of obstetrics and gynecology, 213(3), 382-e1.

65. Elkousy MA, Sammel M, Stevens E, Peipert JF, Macones G. The effect of birth weight on vaginal birth after cesarean delivery success rates. Am J Obstet Gynecol. março de 2003;188(3):824-30.

66. Nascimento após cesariana anterior. Rcog.org.uk. 2018. Disponível em: https://www.rcog.org.uk/globalassets/documents/guidelines/gtg_45.pdf [citado 4 de novembro de 2018]

67. American College of Obstetricians and Gynecologists 2010 (ACOG): www.acog.org.

68. Directrizes para o parto vaginal após cesariana prévia. Sogc.org. 2018. Disponível em: https://sogc.org/wpcontent/uploads/2013/01/155E-CPG-Fevereiro2005.pdf. [citado em 4 de novembro de 2018].

69. Vendittelli, j.l. tabaste, c.labarchede. vendittelli, j.l. tabaste, c.labarchede. Rutura uterina em útero previamente cesarizado. Revisão da literatura de dois casos. Rev.Fr Gynecol-Obstet, 1993, 88,5.

70. Coutty N, Deruelle P, Delahousse G, Legoueff F, Subtil D. Accouchement par voie basse des grossesses gemellaires sur uterus cicatriciel: peut-on autoriser l'epreuve uterine? Gynecologie Obstetrique Fertil. Out 2004;32(10):855-9.

71. Zania R, Favier M.Uterus cicatriciels: la cesarienne iterative ne doit plus être systématique. Prat Med 1986,18:73-42.

72. Yao R, Crimmins SD, Contag SA, Kopelman JN, Goetzinger KR. Resultados perinatais adversos associados à tentativa de trabalho de parto após cesariana a termo em gestações complicadas pela obesidade materna. J Matern Fetal Neonatal Med. 18 Abr2019;32(8):1256-61.

73. Traore Soumana Oumar 1,Traore Alassane 2, Sylla Cheickna 3, Tall Saoudatou 1, , Doumbia Saleck 1, et al. Prognóstico materno-fetal da rutura uterina durante o trabalho de parto no Distrito Sanitário da Comuna V de Bamako. Health Sci. Dis: Vol 21 (7) julho de 2020 pp 17-21 . [citado 13 de agosto de 2022].

74. Picaud A, Nlome-Nze AR, Ogowet N, Mouely G. Rutura uterina. A propósito de 31 casos atendidos no Centro Hospitalar de Libreville (Gabão). Rev Fr Gynecol Obstet. maio de 1989;84(5):411-6.

75. Azria E. Apresentação da culatra: Diretrizes do CNGOF para a prática clínica - Seleção de casos para teste de trabalho de parto. Gynecol Obstet Fertil Senol. Jan 2020;48(1):120-31.

76. Mengesha MB, Weldegeorges DA, Hailesilassie Y, Werid WM, Weldemariam MG, Welay FT, et al. Determinantes da rutura uterina e seus resultados de gestão entre mães que deram à luz em hospitais públicos de Tigrai, norte da Etiópia: um estudo de controle de caso não correspondido. J Pregnancy. 2020; 2020:8878037. Doi: 10.1155/2020/8878037.

77. DeRoux SJ, Prendergast NC, Adsay NV. Rutura uterina espontânea com hemoperitoneu fatal devido a placenta acreta percreta: relato de caso e revisão da literatura. Int J Gynecol Pathol 1999 Jan; 18(1):82-6.

78. Adams DM, Druzin ML, Cederqvist LL. Rutura uterina intraparto. Obstet Gycol 1989;73:471-3.

79. Bruand M, Thubert T, Winer N, Gueudry P, Dochez V. Rutura do corno rudimentar não comunicante do útero às 12 semanas de gestação. Cureus. 6 de março de 2020; 12 (3): e7191.

80. Landon MB, Hauth JC, Leveno KJ, Spong CY, Leindecker S, Varner MW, et al. Maternal and perinatal outcomes associated with a trial of labor after prior cesarean delivery. N Engl J Med. 16 de dezembro de 2004;351(25):2581-9.

81. Gautier C, VanBelle Y, VanBogaert LJ, DeMuylder. Gautier C, VanBelle Y, VanBogaert LJ, DeMuylder E. Rutura uterina: reflexão sobre um caso espontâneo a meio da gravidez. J Gycol Obstet Biol Reprod 1985 ;4:201-9.

82. Fuchs F, Guillot E, Cordier AG, Chis C, Raynal P, Panel P. Rutura de um corno uterino rudimentar não comunicante num útero pseudo-unicórnio às 23 semanas de

amenorreia. Gynecologie Obstetrique Fertil. avr2008;36(4):400-2.

83. Maymon R, Mor M, Betser M, Kugler N, Vaknin Z, Pekar-Zlotin M, et al. Rutura uterina espontânea no segundo trimestre e no início do terceiro trimestre: um inquérito de 32 anos num único centro. Birth Berkeley Calif. março de 2021;48(1):61-5.

84. Guise JM, Eden K, Emeis C, Denman MA, Marshall N, Fu RR, et al. Vaginal birth after cesarean: new insights. Evid ReportTechnology Assess. março de 2010;(191):1-397.

85. Leung AS, Leung EK, Paul RH. Uterine rupture after previous cesarean delivery: maternal and fetal consequences. Am J Obstet Gynecol. outubro de 1993;169(4):945-50.

86. Royal College of Obstetricians and Gynecologists (Colégio Real de Obstetras e Ginecologistas). Nascimento após cesariana anterior. Green-Top Guideline, 2007 (www.rcog.org.uk).

87. Guiliano M, Closset E, Therby D, LeGoueff F, Deruelle P, Subtil D. Sinais, sintomas e complicações de rupturas uterinas completas e parciais durante a gravidez e o parto. Eur J Obstet Gynecol Reprod Biol. aout 2014; 179:130-4.

88. Arulkumaran S, Chua S, Ratnam SS. Symptoms and signs with scar rupture - value of uterine activity measurements. Obstet Gynaecol. agosto de 1992;32(3):208-12.

89. Cunningham FG. Cunningham FG, MacDonald PC, Gout NF, Leveno KJ, Gilstrap LC. Lesões no canal de parto. In: Williams Obstetrics. 19th Ed. Prentice-Hall International Inc; 1993, p. 543-53.

90. Amate P, Aflak N, Luton D. Rutura uterina durante a gravidez. EMC Obstet 2014;10 [5-080-A-10].

91. perrotin F, Marret H, Lansac J. Uterus cicatriciel : la revision systématique de la cicatrice de cesarienne apres accouchement par voie vaginale est-elle toujours utile?J Gynecol Obstet Biol Reprod 1999; 28:253-62.

92. Wang YL, Su TH. Rutura uterina obstétrica do útero não cicatrizado: uma análise clínica de vinte anos. Gynecol Obstet Invest. 2006 ;62(3) :131-5.

93. Kaabar H. Kaabar H. Rutura uterina durante o parto. These Medecine Tunis 1990:86.

94. Barger MK, Weiss J, Nannini A, Werler M, Heeren T, Stubblefield PG. Risk factors for uterine rupture among women who attempt a vaginal birth after a previous cesarean: a case-control study. J Reprod Med. agosto de 2011;56(7-8):313-20.

95. Delarue T,Pele P. Prevention des ruptures et pre ruptures des uterus anterieurement cesarises, a propos de 14 observations. J Gynecol Obstet biol reprod 1981;10;3:259-67.

96. Guyot A, Carbonnel M, Frey C, Pharisien I, Uzan M, Carbillon L. Rutura uterina: factores de risco, complicações maternas e fetais. J Gynecologie Obstetrique Biol Reprod. maio de 2010;39(3):238-45.

97. Koulimaya-Gombet CE, Diouf AA, Diallo M, Dia A, Sene C, Moreau JC, et al. Gravidez e parto em pacientes com cesariana antecedente em Dakar: aspectos epidemio-clínicos, terapêuticos e prognósticos. Pan Afr Med J. 22 de junho de 2017; 27:135.

98. Thakur A, Heer MS, Thakur V, Heer GK, Narone JN, Narone RK. Subtotal

hysterectomy for uterine rupture (histerectomia subtotal para rutura uterina). Int J Gynaecol Obstet Off Organ Int Fed Gynaecol Obstet. julho de 2001;74(1):29-33.

99. Ofir K, Sheiner E, Levy A, Katz M, Mazor M. Uterine rupture: differences between a scarred and an unscarred uterus. Am J Obstet Gynecol. Aout2004;191(2):425-9.

100. Njim S. Les ruptures uterines a la maternite du CHU de Monastir a propos de 32 cas. These Med Sfax 1990.

101. Nkwey L,Tozin R,Umba T. evolução das rupturas do útero gravídico nas clínicas universitárias de kinshasa .J Gynecol Obstet Biol Reprod 1983;12;7:755- 61.

102. Voogd LB, Wood HB, Powell DV. Ruptured uterus. Obstet Gynecol. Jan 1956;7(1):70-7.

103. Diemunsch P, Pottecher J, Chassard D. Elements de la prise en charge anesthesique en cas d'antecedent de cesarienne. J Gynecologie Obstetrique Biol Reprod. Dez 2012;41(8):817-21.

104. GoffinetF, MercierF, TeyssierV, PierreF, DreyfusM, MignonA, et al.Hemorragias do pós-parto: recomendações do CNGOF para a prática clínica (dezembro de 2004). Gynecol Obstet Fertil 2005;33:268-74.

105. Bollaert, P. R., Annane, D'Aube, H., Bedos, J. P., Cariou, A., Du Cheyron, D Lutun, P. (2002). Coagulação intravascular disseminada (CID) em cuidados intensivos: definição, classificação e tratamento (com exceção do cancro e das hemopatias malignas). Reanimação, 11(8), 567-574.

106. Schrinsky DC, Benson RC. Rutura do útero grávido: uma revisão. Obstet Gynecol Surv. abril de 1978;33(4):217-32.

107. Drira M. La rupture uterine a l'hopital universitaire Habib Thameur de Tunis, 1960a 1982.These de medecine; Tunis1983;n1231.

108. Zelop CM, Harlow BL, Frigoletto FD, Safon LE, Saltzman DH. Emergency peripartum hysterectomy. Am J Obstet Gynecol. maio de 1993;168(5):1443-8.

109. Yap OW, Kim ES, Laros RK. Maternal and neonatal outcomes after uterine rupture in labor. Am J Obstet Gynecol. junho de 2001;184(7):1576-81.

110. Chamiso B. Rutura de útero grávido no Hospital Geral de Shashemene, sul de Shoa, Etiópia (um estudo de três anos de 57 casos). Ethiop Med J. Oct 1995;33(4):251-7.

111. Soltan MH, Khashoggi T, Adelusi B. Gravidez após rutura do útero grávido. Int J Gynecol Obstet. Jan 1996;52(1):37-42.

112. Boutaleb y., Aderdour m., Zhiri ma. Boutaleb y., Aderdour m., Zhiri ma. Les ruptures uterines J. Gynecol. Obstet. Biol. Repr, 1982,11:87-89.

113. Champaul G. Rupturas uterinas. Experiência africana de 64 casos J.Gynecol.Ostet. Biol.- Reprod1978, 7,4855-860.

114. Drabo A. Les ruptures uterines a l'hopital Somine Dolo de Mopti: facteurs influengant le pronostic materno foetal et mesures prophylactiques a propos de 25 cas. These de Medecine Bamako .2000, N°7.

115. Ozdemir I, Yucel N, Yucel O. Rutura do útero grávido: uma revisão de 9 anos. Arch Gynecol Obstet. setembro de 2005;272(3):229-31.

116. Diallo f.b. Vangeenderhuysen, D. baraka, i. Hadiza, Sahabi, i. labo, m. dare, m. garba.la rupture uterine a la maternite centrale de reference de Niamey (Niger) Aspects epidemiologiques et stratégies de prévention. Medecine d'Afrique Noire: 1998, 45 (5).

117.	Attalah K. A propos de 37 cas de ruptures uterines observes a la maternite de l'hopital Charles Nicolle du 01/01/74 au 31/12/79. These Medecine Tunis 1984; n 35.

118.	Cahill AG, Stamilio DM, Odibo AO, Peipert JF, Ratcliffe SJ, Stevens EJ, et al. Is vaginal birth after cesarean (VBAC) or elective repeat cesarean safer in women with a prior vaginal delivery? Am J Obstet Gynecol. outubro de 2006;195(4):1143-7.

119.	Abauleth (y R.), ABAULETH (Y.R.), KOFFI (A.K.), CISSE (M.L.), BONI (S.). Prognosis of uterine rupture during labour: A propos de 293 cas colliges au chu de Bouake (Cote D'ivoire). Med Trop (Mars) [Internet]. 2006 [cite 9 sept 2022]

120.	Sepou A, Yanza MC, Nguembi E, Ngbale R, Kouriah G, Kouabosso A, et al. Rutura uterina na maternidade do Hospital Comunitário de Bangui (África Central). Med Trop Rev Corps Sante Colon. 2002;62(5):517-20.

121.	INSERM, sante publique France / Mortes maternas em França: melhor compreensão para uma melhor prevenção. 6° relatório do Inquérito Nacional Confidencial sobre as Mortes Maternas (ENCMM) 2013-2015.

122.	Kieser KE, Baskett TF. A 10-year population-based study of uterine rupture. Obstet Gynecol. outubro de 2002;100(4):749-53.

123.	Taleb Zadeh H. Les ruptures uterines a l'hopital shahpour de Tabriz. Rev Fr Gynecol Obstet 1978;73:695-702.

124.	Tinsa F., Gherissi A. Tinsa F., Gherissi A Les services de sante de la reproduction: satisfaction or insatisfaction? Unidade de Investigação e Avaliação em Saúde. Faculte de Medecine de Tunis. 2012.

125.	Recomendação prática clínica: acouchement sur uterus cicatriciel.36es journees nationales Paris, 2012 [Internet]. 12 set 2022. Disponível em: http://www.cngof.fr/pratiques-cliniques/recommandations-pour-la-pratique-clinique?folder=RPC%2BCOLLEGE%252F2012

126.	Diaz SD, Jones JE, Seryakov M, Mann WJ. Uterine rupture and dehiscence: ten- year review and case-control study. South Med J. Apr2002; 95(4):431 -5.

127.	Sayed Ahmed WA, Habash YH, Hamdy MA, Ghoneim HM. Rutura do útero grávido - uma revisão de 20 anos. J Matern Fetal Neonatal Med. 18 de junho de 2017; 30 (12): 1488-93.

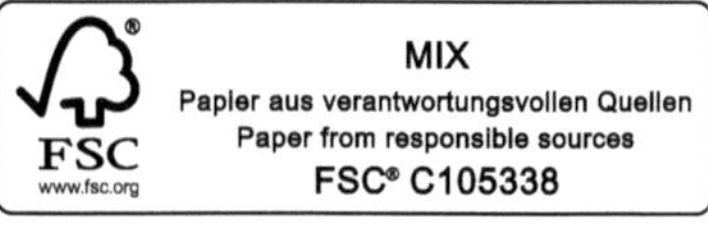

Printed by Books on Demand GmbH, Norderstedt / Germany